TRAITÉ

DE LA

COQUELUCHE.

Les Exemplaires voulus par la loi ayant été déposés, tout contrefacteur ou débitant d'édition contrefaite sera poursuivi selon la rigueur des lois.

TRAITÉ

DE LA

COQUELUCHE,

OU

BRONCHITE ÉPIDÉMIQUE,

SON DIAGNOSTIC, SA NATURE ET SON TRAITEMENT,

Par le Docteur ADALBERT-FRÉDÉRIC MARCUS ;

A Bamberg et à Leipsic, en 1816 ;

Traduit de l'allemand par E.-L. JACQUES,
Médecin de l'hôpital militaire de Montmédy ;
avec des notes du Traducteur.

Si melius noscas , imperti.

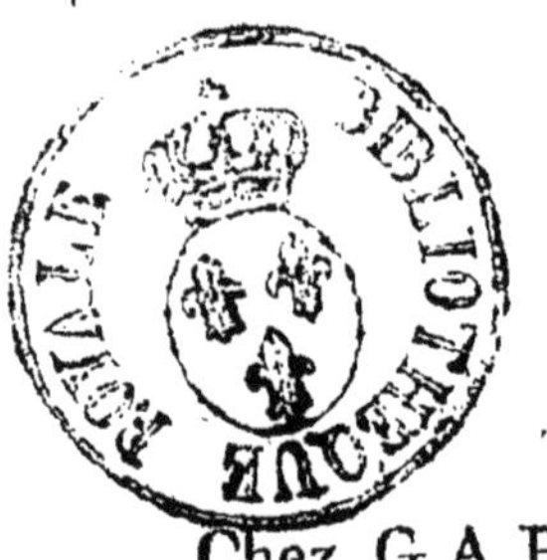

A PARIS,

Chez GABON, Libraire, rue de l'Ecole-
de-Médecine, n.º 2.

Et à Strasbourg ,

Chez AMAND KŒNIG, Libraire, rue du
Dôme, n.º 26.

MDCCCXXI.

IMPRIMERIE DE J. VILLET FILS,

A VERDUN, RUE MAZEL, N.º 3.

A **M**ONSIEUR

LE BARON

DESGENETTES,

Docteur et Professeur en médecine, premier Médecin des armées, et Membre du Conseil de santé au département de la Guerre, Comman- deur de l'ordre royal de la légion d'honneur, Titulaire, associé ou correspondant d'un grand

nombre d'*Académies nationales ou étrangè-
res*, *etc.*, *comme un hommage dû à cet illustre
maître*, *et comme un témoignage de ma reconnaissance et de mon attachement respec-
tueux.*

E.-L. JACQUES.

PRÉFACE.

PRÉTENDRE prouver que la coqueluche et la bronchite sont des affections identiques, c'est sans doute une entreprise difficile et très hasardée, vu le grand nombre d'objections presque insolubles qui se présentent au premier coup-d'œil. La bronchite paraît être une maladie aussi ancienne que l'histoire de la médecine, et la coqueluche paraît appartenir aux temps modernes. La bronchite attaque spécialement les adultes, et la coqueluche les enfans. La bronchite est indubitablement une maladie inflammatoire, et la coqueluche a été considérée jusqu'à présent, presque généralement, comme une maladie nerveuse. La bronchite a une marche analogue à celle des autres inflammations de poitrine, mais la coqueluche a un cours vague et incertain, et dure souvent trois et même six mois.

Ces raisons et beaucoup d'autres paraissent entièrement opposées à l'identité de la bronchite et de la coqueluche, aussi bien que les méthodes de traitement presque entièrement contraires, employées jusqu'à présent contre ces deux maladies. Mais si l'on démontre qu'elles ont également leur siége dans les bronches, et qu'elles n'en sont qu'une inflammation, toute la valeur de ces objections disparaîtra. Or, l'auteur ose espérer qu'il a porté cette vérité au plus haut degré d'évidence dans cette dissertation, fondé sur les principes les plus positifs de la théorie et de l'expérience. S'il a réussi à approfondir l'essence et le siége de la coqueluche, ce fléau de l'enfance, comme le croup, perd bientôt tout ce qu'il a d'effrayant. Car si le médecin connaît bien l'ennemi qu'il a à combattre, il manque rarement de moyens pour le vaincre. Et il n'y a que celui qui ignore la vraie nature de la maladie et qui chancèle au lit du malade, qui traite sans énergie et peut à peine faire la médecine du symptôme. Si les médecins peuvent se convaincre avec l'auteur. que le plus haut degré de la coqueluche, le stade appelé *spasmodique*, *convulsif*, n'est que l'acmé (le plus haut degré) de l'inflammation, le traitement changera bientôt de face. Du reste, il abandonne la décision en dernier ressort de cette question, à une recherche plus exacte et à une critique impartiale.

Dans la dernière épidémie de coqueluche, il se détermina à en faire le sujet d'un travail particulier, et s'occupa sérieusement à se convaincre du vrai siége de cette maladie par les autopsies cadavériques. Mais il a à regretter que le peu de mortalité lui ait fourni si peu de sujets. Cependant le peu d'ouvertures qu'il a faites , ont du moins confirmé le soupçon qu'il avait depuis long-temps , sur la nature et sur le siége de cette affection. Alors il n'avait pas encore lu le Mémoire de Badham sur la bronchite. Depuis qu'il a lu les histoires et les ouvertures remarquables du docteur Whatt, qui y sont consignées , il a été agréablement surpris de voir confirmer ses vues d'une manière évidente , sur le génie de cette maladie. Mais comme le docteur Albers a contredit les idées de Whatt, et qu'on peut s'attendre que cet habile écrivain se déclarera l'adversaire de celles qui sont ici développées sur la nature et le traitement de la coqueluche, il a cru devoir s'expliquer avec d'autant plus de détail sur cet objet. Mais qui oserait douter que le jugement en dernier ressort de cette affaire n'appartient à ce profond observateur ? Néanmoins l'auteur espère que le docteur Albers sera un des premiers à se convaincre de la vérité de ses vues , dès qu'il aura approfondi avec sa sagacité ordinaire, le vrai rapport des choses d'autant plus qu'il reconnaît déjà maintenant la part importante que la bronchite prend à la coqueluche.

L'auteur regrette beaucoup de ne pouvoir communiquer ici , dans toute leur étendue, les histoires de maladie et les ouvertures de cadavres sur lesquelles se fonde le docteur

Whatt, dont il est fait mention dans l'écrit de Badham. Mais il n'a pu se procurer l'ouvrage de Whatt, qui donne les documens les plus importans sur l'essence de la coqueluche, et qui confirme puissamment ses vues.

Cette dissertation a presque été son chant du cygne. Lorsqu'il l'eût terminée au mois de janvier dernier, il ne s'attendait pas à être retenu pendant trois mois au lit, par une cruelle et dangereuse maladie. C'est encore de ce lit de douleur qu'il salue dans cette préface, avec cordialité, tous ses amis, et qu'il rend grâce de sa guérison à la Providence, qui conserve tout, et aux efforts réunis de MM. les Médecins et Chirurgiens, qui ont employé tout ce que l'art et l'intérêt qu'ils lui portent, ont pu leur suggérer, pour le conserver encore quelque temps dans le monde. Il témoigne ici à ces hommes de mérite sa plus ardente reconnaissance, et il espère faire encore quelque bien avec eux pour la science et pour l'humanité souffrante.

Bamberg, le 23 avril 1816.

MARCUS.

POST-SCRIPTUM

DE L'ÉDITEUR.

PÉNÉTRÉ de la plus vive douleur, je dois ajouter à cette préface, que le D.ʳ Adalbert-Frédéric Marcus a effectivement livré à l'impression son chant du cygne, qu'il ne soupçonnait pas dans sa préface : ce jour où il le livra à la presse, fut le dernier de sa vie ! il conserva dans les derniers jours de son existence assez de force, assez de génie, pour dicter une préface, et il fut certainement le seul qui put desirer la vie et avoir l'espoir de la conserver dans un corps aussi ruiné depuis longtemps par la maladie ! j'espère qu'une main habile présentera bientôt au public, qui le desire vivement, l'histoire de sa vie, de ses actions et de sa maladie extrêmement remarquable, et tout ce que la science, l'état, la société, l'humanité souffrante, ses amis ses collègues (dont il était en grande partie le maître et l'ami) ont perdu en lui. Son portrait extrêmement ressemblant ornera ce petit livre; et je présente à l'urne d'un ami que je ne puis oublier, les sentimens de mon amour, de mon estime et de ma reconnaissance :

Que la terre pesante est légère pour toi !
Plût au ciel ! que la vie à tes amis pénible,
Devienne aussi légère, aussi tranquille en soi,
Qu'ici bas tu montras ta carrière paisible !

Au jour d'enterrement de celui qui a fini le 29 avril 1816.

CHARLES-FRÉDÉRIC KUNZ.

TABLE

DES MATIÈRES.

TRAITÉ

TRAITÉ

DE

LA COQUELUCHE.

CHAPITRE PREMIER.

DÉNOMINATIONS. SYNONYMIE.

Coqueluche, Toux suffoquante, Toux convulsive.

§ 1.-4. IL importe au diagnostic et au traitement d'une maladie, qu'elle ait une bonne dénomination, qui désigne son siége et son essence, si on veut qu'elle réponde aux progrès de l'art. Or, les dénominations les plus ordinaires de la coqueluche, sont : toux convulsive, toux spasmodique, toux bruyante, toux bruyante spasmodique, toux férine, toux stomacale, toux quinteuse, toux amphimérine, toux des enfans, toux strangulatoire des enfans, maladie cucullaire, céphalalgie épidémique ; toux populaire et fièvre épidémique, fièvre catarrhale ou catarrhe épidémique. Chez les anglais, on la nomme *kinkcough, hoopincough,* parce que les enfans saisissent quelque chose au moment de l'attaque, comme une table, une chaise, pour s'y arc-bouter pendant les secousses de la toux. En France, on l'appelle *coqueluche,* parce qu'on croyait autrefois qu'elle dépendait d'humeurs qui découlaient de la tête, et qu'on pouvait y remédier en tenant la tête chaudement , au moyen d'un bonnet pareil à un capuchon de moine, qu'on appelait coqueluche. Peut-être aussi parce qu'on employait ordinairement , contre cette maladie , des têtes de pavots sauvages ou de coquelicot. D'autres tirent ce nom du chant du coq. En 1580 , lorsqu'elle fit de grands ravages , on l'appela *maladie des moutons ;* et dans les épidémies de 1732 et 1733, par plaisanterie, *allure de follet.* En suédois , on l'appelle *kikhosta* , *hopf kramphosta* , toux spasmodique. En flamand , *kindhoest.* En allemand , le plus ordinairement, *keichhusten*, toux asthmatique, toux quinteuse ; *kiekhusten*, toux aiguë et tremblante ; *hühnerweh*, mal de poulet, pepie, *stickhusten*, toux suffoquante ; *schreihusten*, toux bruyante ; *eselshusten*, toux d'âne ; *blauer husten*, toux bleue ; *épidémischer kinder husten*, toux épidémique des enfans.

§ 5. — 7. Toutes ces dénominations , cette synonymie , sont évidemment fondées sur certains phénomènes , qui ne désignent rien moins que le siége et l'essence de la maladie. Ces dénominations de toux sautillante , haletante , suffoquante , bleue, s'expliquent d'elles-mêmes. Celles de toux convulsive , spasmodique , caractérisent la maladie et ont la plus grande influence sur le traitement. Mais quand elles seraient fondées sur la nature de la maladie, elles porteraient encore en elles un vice radical, en tant que plusieurs autres affections de poitrine, remarquables, comme le croup et l'asthme de Millar, sont accompagnées d'accidens spasmodiques très violens , qui pourraient les faire confondre avec la coqueluche. Celles de catarrhe épidémique, de toux populaire , pourraient convenir , si la propriété épidémique, ne lui était pas commune avec une grande partie des affections catarrhales. Du reste, cette dénomination indique du moins que la coqueluche est d'un genre inflammatoire catarrhal.

§ 8. *Bronchite épidémique* , inflammation épidémique des bronches, est, suivant l'auteur, le vrai nom de la coqueluche. Il le prouvera, en démontrant non seulement qu'elle consiste dans l'inflammation des bronches , mais aussi que tous ses symptômes concomitans s'expliquent par là facilement, et qu'un traitement rationnel le confirme entièrement.

§ 9. — 12. Le croup a démontré, dans ces derniers temps , combien il importe qu'une maladie soit bien dénommée. Tant qu'il n'a pas eu de nom propre , qui indiquât son siége et son essence , le traitement en a toujours été vague et incertain; mais avec celui de *laryngite*, on a été éclairé, non seulement sur sa nature et sur son siége , mais encore sur l'origine de ses phénomènes, de son cours , de son danger , de ses terminaisons et de son traitement.

On aurait pu appeler la coqueluche simplement *bronchite* , comme toute inflammation des bronches ; cependant comme une maladie est différente, si elle règne épidémiquement ou sporadiquement , comme le prouve suffisamment la fièvre nerveuse ou le croup, on a cru devoir ajouter l'épithète *épidémique ;* car l'organisme est tout autrement disposé par les influences atmosphériques et par la constitution annuelle , lorsqu'elle règne épidémiquement , que lorsqu'elle n'est que sporadique. Elle attaque aussi plus facilement les enfans , et ceux chez

qui les organes ne sont pas entièrement formés.
Si les adultes sont atteints du croup, la membrane qui lui donne son nom, ne se forme point dans la trachée-artère (1). Dans la bronchite, les phénomènes sont bien différens dans l'enfant et dans l'adulte, surtout ceux de suffocation, qui jouent un si grand rôle dans cette maladie. Ainsi l'auteur a cru devoir distinguer la coqueluche, qui est comptée parmi les maladies épidémiques de l'enfance, de la bronchite en général.

CHAPITRE II.

Histoire.

§ 13. 14. Sans doute il peut se développer de nouvelles maladies, comme on ne peut le nier de quelques exanthêmes, tels que la variole naturelle, que les médecins grecs n'ont certainement pas connue. Mais excepté quelques exanthêmes aigus, il est difficile d'admettre comme entièrement nouvelles, des maladies qui ne se sont développées que depuis mille ans ou deux mille ans. L'auteur s'est déjà expliqué

---

(1) Cette proposition n'est pas généralement vraie ; car j'ai observé dans un jeune homme, âgé d'environ vingt ans, qui succomba à une angine gangréneuse, une membrane bien formée dans la trachée-artère, et des concrétions albumineuses puriformes dans les bronches, qui ne pouvaient être dues qu'à un croup, quoique le larynx n'en contînt que quelques filamens ; sans doute parce qu'il aura été dégagé de la fausse membrane par l'expectoration, et que l'aphonie complète dans laquelle il se présenta à nous pendant les trois derniers jours de sa vie, était due à l'état gangréneux de la glotte. *Voyez ch. du croup, Thérap. speciale.*

à cet égard touchant le croup , qu'on doit compter parmi les maladies méconnues , mais non parmi les maladies nouvelles. On ne voit pas pourquoi il n'aurait pas dû paraître en tout temps , puisque le sujet et la cause existaient. On a souvent cru nouvelle une maladie, parce qu'elle se présentait très rarement , ou qu'elle était très difficile à reconnaître. Il est même encore des médecins praticiens qui n'ont pas observé le croup, quoiqu'ils aient vieilli dans l'exercice de l'art.

§ 15. Il n'est peut-être aucune maladie qui n'ait été déjà depuis longtemps épidémique ou endémique , dans l'une ou l'autre partie du monde. Cependant la vaccine prouve qu'on en peut produire de nouvelles.

§ 16.—18. On peut dire de la coqueluche ce qu'on vient de dire du croup. Elle n'est rien moins qu'une maladie nouvelle, et qui est de nature à régner en tous temps , soit sous le rapport des influences , soit sous le rapport de l'organe affecté. Cependant elle est de ces maladies qui sont extrêmement rares dans certains pays ; et il en est peut-être encore où elle n'a jamais paru. Il en est de même de la fièvre la plus commune , de l'intermittente , qui se présente très rarement , ou même pas du tout , dans certaines contrées. Ainsi il faut partout une prédisposition et des influences déterminées , pour établir une forme de maladie : si ces momens ne concourent pas ensemble, la maladie peut rester assez long-temps éloignée , pour qu'on commence à douter de son existence : c'est ce qui est arrivé pour la coqueluche , qui, si on en croit l'histoire de la médecine , est une maladie nouvelle. Elle n'a paru en France qu'en l'an 1414 , sous le roi Charles IV ; mais cette assertion de Mézeray et de François Valériola , ne prouve rien autre que la coqueluche régna alors généralement dans toute la France , que cette épidémie y fut bien décrite , et qu'elle a été bien observée depuis cette époque. Dès lors on lui donna un nom déterminé. Schenk l'appelait encore *toux nouvelle* , *de Paris* , *appelé quinte des enfans.* Plus tard, on lui donna le nom de *toux convulsive* , *spasmodique* ; et elle fut considérée comme une espèce particulière. Les plus anciens auteurs distinguèrent la toux, en *férine* et en *non férine* , d'où est venue la dénomination allemande *keichhusten.*

§ 19. — 21. Tant que la coqueluche n'a pas eu de nom propre, on l'a désignée sous le nom générique de *toux* , comme Hipp. en a déjà fait mention lui-même , en parlant d'une toux épidémique des enfans , qui dure longtemps. Du moins on ne peut guère douter qu'il s'agit ici de la coqueluche , puisque dans un aphorisme , il s'explique , en disant : *que ceux qui deviennent bossus par la toux, meurent.* Aussi les observateurs qui l'ont suivie, ont remarqué que beaucoup d'enfans deviennent bossus par la violence de la coqueluche. On trouve dans les Arabes , surtout dans Mésué , des exemples d'une toux très violente , contre laquelle on conseillait des moyens stupéfians ; et , dans le cas où ils ne faisaient rien , on plaçait sur la tête , des sinapismes , des vésicans ou des caustiques. Or , si c'était une toux épidémique des enfans , on peut bien croire que c'était la coqueluche.

Avicenne parle aussi d'une toux très violente,

épidémique, qui faisait cracher du sang et rendait le visage tout bleu, d'où la coqueluche a reçu le nom de toux bleue.

§ 22. Danz rapporte un grand nombre d'auteurs, comme Lemnius, Mercatus, Willis, Waldschmidt, Wedel, Fr. Hoffmann, qui, les premiers, ont décrit la coqueluche telle que nous la connaissons aujourd'hui, et qui ne disent pas que ce soit une maladie nouvelle. La coqueluche simple est produite par les influences atmosphériques, comme je le prouverai plus tard, et n'appartient à aucun miasme spécifique, quoiqu'on ne puisse pas nier sa puissance contagieuse ; ainsi elle a pu régner dans tous les temps (2).

§ 23. On n'a pas encore de données certaines sur son retour périodique et sur la saison où elle se présente. Cependant, à l'égard du dernier point, j'espère en déterminer de positives quand il sera question des influences.

Quant à son retour périodique, on sait qu'elle épargne pendant très longtemps certains pays, et qu'elle règne rarement d'une manière aussi universelle que beaucoup d'exanthêmes aigus, qui attaquent à la fois tous les enfans d'un pays,

---

(2) Comment admettre une *puissance contagieuse sans miasme*, sans ferment spécifique ? Toute contagion se transmet et se propage par la communication d'une matière animale morbifique *suî generis*, dans un contact, médiat ou immédiat, des individus sains avec les individus malades. Or, la coqueluche porte-t-elle avec elle cet effluve de matière contagieuse, propre à se propager sans l'influence atmosphérique, ou dépend-elle uniquement de cette influence atmosphérique, comme toutes les maladies épidémiques, non contagieuses en général ? Cette dernière proposition nous paraît la plus vraisemblable.

d'une grande ville , ou du moins la plus grande partie , ce qui prouve encore qu'elle naît de l'atmosphère et non d'un miasme (3).

CHAPITRE III.

Tableau de la Bronchite.

§ 24. Pour démontrer l'identité de la bronchite et de la coqueluche , il est nécessaire de présenter ici la description de l'une et de l'autre maladie , et de les comparer entre elles. Or , l'auteur n'a cru mieux faire que de tirer celle de la bronchite , de l'*Essai de Badham sur l'inflammation des bronches, traduit par Kraus, avec des remarques et une préface de J.-A. Albers*, reconnu comme auteur classique sur cet objet.

§ 25. Badham divise la bronchite en *asthénique* et en *aiguë*. Dans la première, le malade, après avoir éprouvé du réfroidissement et quelques dérangemens dans les fonctions organiques, auxquels il n'a pas fait beaucoup d'attention , sent une difficulté et un mal-aise remarquable dans la respiration , quelquefois une douleur sourde dans la région précordiale , ou un sentiment général de pesanteur , d'angoisse et de spasme dans toute la poitrine. Le plus souvent la respiration est accélérée , bruyante et ron-

---

(3) Ces exanthêmes aigus , tels que la variole , la rougeole , etc. , se répandent beaucoup plus généralement que la coqueluche , parce qu'ils ne dépendent pas seulement d'une influence atmosphérique , mais aussi d'un miasme , d'un virus contagieux , propre, qui n'appartient à aucune saison , à aucune constitution propre de l'air , mais qui se propage indépendamment d'elles.

flante ; comme dans toutes les maladies des organes de la respiration de cette espèce. S'il veut respirer un peu profondément, il excite un accès de toux ou l'augmentation de la douleur, au lieu de dilater convenablement la poitrine. Ce n'est pas précisément un point de côté violent, mais plutôt une sensibilité douloureuse dans une plus grande étendue : la dyspnée augmente, si le malade est couché ; aussi, il préfère rester debout ou assis ; cependant il peut ordinairement se coucher indifféremment sur l'un ou l'autre côté, mais toujours avec dyspnée. Tous les jours la difficulté de respirer augmente trois ou quatre fois d'une manière remarquable, et s'accompagne d'une toux, sèche dans le principe, sans enrouement. Si la maladie prend une bonne tournure, alors il s'établit une expectoration épaisse et gélatineuse ; la toux diminue de violence, quoique les accès soient aussi fréquens. Il n'y a dans la première période aucune excrétion augmentée, ou très peu, dans les parties souffrantes ; mais, dans les progrès de la maladie, il survient une vive douleur au sinciput, des symptômes gastriques, surtout une langue chargée, et de l'anorexie. L'urine est trouble, obscure, le pouls inflammatoire, dur, plein et fréquent, la chaleur de la peau très élevée vers le soir et sans exhalation. Ces accidens cessent après huit ou dix jours, quoique la toux continue encore pendant un temps considérable.

§ 26. 27. La bronchite *aiguë*, *hypersthénique*, survient ordinairement comme les autres inflammations des poumons, à la suite du froid et de l'humidité : elle manifeste dès le principe un caractère redoutable, comme un sentiment d'oppression dans la poitrine ; la respiration pénible, anxieuse, irrégulière ; une toux sèche, l'exhalation de la peau supprimée ; la langue chargée ; les urines rares et foncées ; le pouls dur, et assez souvent un état d'essoufflement. Dans les progrès de la maladie, le pouls devient faible et fréquent ; il s'établit des sueurs partielles, et une quantité énorme de matières de différentes couleurs est rejetée par l'expectoration. Si les forces manquent pour expectorer et pour cracher, alors le malade meurt suffoqué par l'amas d'une matière crue dans les poumons. Les dernières heures de la vie présentent le spectacle d'un combat terrible avec la maladie. Le passage subit de l'état d'activité inflammatoire à celui de faiblesse incurable est surtout des plus étonnans et digne d'observation (4). Comme j'aurai besoin de revenir sur le jugement de cette description, j'observerai seulement que la distinction de bronchite *asthénique* et de bronchite *aiguë*, est ici, comme partout ailleurs, insoutenable, et qu'elle désigne au plus une différence de degré. Il n'est aucun symptôme dans la bronchite *aiguë* qui n'ait

---

(4) J'ai observé plusieurs fois la bronchite, mais toujours accompagnée d'autres affections des poumons, comme d'hépatisation et de phthisie tuberculeuse. Dans ces cas, la toux était très violente, revenait par quinte, et ne cessait qu'avec une abondante expectoration de glaires de différentes couleurs, et souvent sanguinolentes, qui s'annonçait toujours par une douleur ascendante dans la poitrine, dont les malades n'étaient délivrés qu'après l'expectoration. Dans l'autopsie cadavérique, les bronches phlogosées contenaient toujours une grande quantité de mucosités sanguinolentes, quoique souvent il n'y en eût pas dans la trachée-artère, qui était d'ailleurs dans l'état sain, ainsi que le larynx.

déjà été observé dans cette prétendue *asthé-nique*. La seule différence qu'on y observe dépend uniquement de la plus ou moins grande violence de la fièvre.

CHAPITRE IV.

Tableau de la Coqueluche.

§ 28. Comme je me propose de donner la description de la coqueluche dans le diagnostic, je donnerai seulement ici le tableau tiré des auteurs les plus classiques sur cette matière. Les malades sont pris d'un certain mal-aise dans tout le corps ; deviennent moroses ; éprouvent des lassitudes , quelquefois de la céphalalgie , des éternuemens, du coryza , du larmoiement, de l'enrouement ; une petite toux sèche, peu violente ; de l'anorexie, et un sommeil agité. Ces accidens continuent souvent sans interruption pendant neuf à dix jours, aussi quelquefois pendant deux à trois semaines : alors la toux sèche commence à devenir plus violente, de courts accès se succèdent rapidement et s'accompagnent d'une longue et bruyante inspiration , semblable à celle du cri de l'âne , qui caractérise la coqueluche. Dans ces accès , les malades deviennent tout bleus au visage ; les lèvres sont d'un rouge foncé , les yeux saillans, larmoyans , le nez découlant de mucosité , les mains et les pieds froids, tremblans et souvent agités de convulsions ; quelquefois sueur générale par tout le corps , d'autrefois seulement à la tête ; les malades se sentent suffoqués et cherchent l'air , et l'inspiration longue et bruyante indique la difficulté de le recevoir. La tête est douloureuse, le pouls vite, quelquefois inter-mittent, et toutes les fonctions sont troublées. A la fin de l'accès, il s'établit un vomissement qui termine ordinairement le paroxisme promp-tement. Quelquefois tout le corps s'engourdit pendant l'accès ; les selles et les urines s'écoulent involontairement, les vaisseaux sanguins des yeux se crèvent, et donnent lieu à une hémor-rhagie ou à un amas de sang sous la conjonc-tive : il s'établit aussi un hémorrhagie nasale ou pulmonaire, ou stomacale. Quelquefois les malades tombent comme morts, sans connais-sance, jusqu'à ce qu'ils puissent respirer, et reprendre, au moyen de l'air, l'usage de leurs sens, à travers des mal-aises et des vomisse-mens. Après l'accès, les malades se plaignent d'une faiblesse dans tout le corps, ils sont tristes et moroses ; mais ils reprennent bientôt leur première gaieté, ou du moins ils sont contens d'avoir échappé au danger. Mais ce calme ne dure pas longtemps, car souvent la toux revient déjà un quart d'heure, une demi-heure ou une heure après, et les expose au même danger. Le retour de l'accès s'annouce ordinairement par un sentiment de formication à la région précordiale, dans la poitrine ou au sommet de la trachée-artère, et par un violent mal de tête, qui déterminent l'enfant à s'arc-bouter à un en-droit solide, pour mieux soutenir la violence de la toux ; et s'il est surpris par un accès inattendu, souvent il tombe subitement à terre. Ces accès reviennent, dans la violence de la maladie, cinquante fois, et même plus, en vingt-quatre heures. L'urine est pâle et a ra-rement un sédiment ; cependant elle en a un quelquefois très furfuracé. Le ventre est ordinairement constipé. Certains malades perdent tout appétit , d'autres en ont un très grand , principalement s'ils vomissent beaucoup. Les malades sont très susceptibles , et de mauvaise humeur ; ils se fâchent pour rien et occasionnent ainsi la toux. Les accès reviennent assez à des temps déterminés , comme tous les quarts d'heure , toutes les demi-heures , ou toutes les deux , trois et quatre heures : souvent ils s'empirent le troisième jour , et gardent un type tierce. La toux est plus violente la nuit ; elle est sèche pendant sept à quatorze jours , ensuite elle devient humide , et s'accompagne peu à peu d'une expectoration glaireuse-visqueuse , qui termine l'accès comme le vomissement. Cette expectoration a quelquefois lieu dès le commencement, la glaire est d'un blanc bleuâtre ou lactescent ; elle ne change pas dans les progrès de la maladie , sinon vers la fin qu'elle devient plus épaisse et moins visqueuse , quoiqu'elle ne paraisse ni jaune, ni cuite pendant tout le cours de la coqueluche. La quantité de la matière expectorée , dans cette maladie , peut aller jusqu'à vingt livres de glaires , et davantage. Elle dure souvent plusieurs mois , et même jusqu'à une demi-année.

CHAPITRE V.

Remarques sur le Tableau de la Bronchite et de la Coqueluche.

§ 29. On conclut facilement , par ce qu'on vient de voir, que la coqueluche a été plus souvent et mieux observée que la bronchite ;

sans doute parce que celle-ci se présente plus rarement et moins généralement que la coqueluche. Cependant on trouve déjà dans la bronchite les principaux traits de la coqueluche ; seulement, dans cette dernière, comme maladie propre à l'enfance, on remarque beaucoup de phénomènes qui dépendent de la délicatesse et de la mollesse de l'organisme chez les enfans, qui ne peuvent résister à la violence des accès, et qui en sont par exemple terrassés, ce qui ne peut pas facilement arriver dans un adulte. Leurs rapports consistent surtout à se présenter comme des situations sthéniques et asthéniques, aiguës et chroniques, avec ou sans fièvre. Ce n'est pas ici le lieu de démontrer combien cette division est loin d'être fondée ; et l'auteur déclare seulement qu'il rejette toute division de cette espèce, s'il est prouvé que ces deux maladies consistent dans l'inflammation des mêmes tissus. Or, on verra que la coqueluche consiste dans l'inflammation des bronches, comme la bronchite elle-même ; et supposer qu'une inflammation dépende de la force, et une autre de la faiblesse, c'est vouloir s'embrouiller dans de fausses idées qui ont déjà été proposées et rejetées depuis longtemps. Il suit delà que la bronchite et la coqueluche ont le même cours, ou plutôt qu'elles ont tantôt une marche plus prompte, tantôt une marche plus lente. Toutes deux présentent les phénomènes du catarrhe, et les observateurs en sont presque tous d'accord. La toux, sa violence, son bruit sifflant et ronflant dans la poitrine, est propre à ces deux espèces de maladies, et donne même son nom à la coqueluche *keichhusten.* Dans l'une et l'autre, il n'y a pas de point de côté, du

moins fixe, mais seulement d'une manière vague
pendant la violence de l'accès. L'inspiration
profonde occasionne également de la toux dans
l'une et l'autre maladies, et la dyspnée augmente
dans le coucher, de façon que les enfans dans
la coqueluche ne veulent pas rester au lit, ni
les adultes dans la bronchite, comme s'ils étaient
hydropiques ; et si la toux et l'expectoration
n'étaient pas aussi fortes, on les prendrait souvent pour des hydrothorax. Les accès de toux
se ressemblent dans l'une et l'autre maladies,
les exacerbations sont périodiques, et dans les
intervalles, les malades paraissent être parfaitement bien.

§ 30. Dans la première période, il n'y a
presque aucune expectoration dans l'une et
l'autre maladies ; mais, plus tard, elle devient
très abondante, et lorsqu'elle cesse d'être ténue
et aqueuse, et qu'elle devient plus épaisse et
plus gélatineuse, alors les accidens diminuent.
La quantité extraordinaire de matière expectorée les caractérise sous le rapport de leur
siége ; car dans aucune autre affection catarrhale, on n'en observe autant.

§ 31. 32. L'enrouement n'a point lieu dans
ces deux maladies, ou du moins il n'est pas
bien prononcé, ni durable, ce qui prouve que
la trachée-artère, proprement dite, n'y prend
aucune part. La dyspnée est le symptôme principal de la bronchite appelée aiguë, comme il
l'est aussi de la coqueluche, qui en reçoit son
nom *keichhusten*, d'où paraît évidemment l'i-
dentité des deux situations.

§ 33. Le passage subit de l'activité inflammatoire à un état de faiblesse incurable, dans
la bronchite, comme s'exprime Badham, a

aussi lieu quelquefois dans la coqueluche. On expliquera, plus tard, si c'est un véritable état de faiblesse ou non. Mais, en attendant, il suffit de rappeler ici que toutes les fois qu'une fonction importante à la vie est supprimée subitement, il se produit en apparence une grande faiblesse, comme le prouve déjà la mort apparente, où une fonction agit si vivement sur l'autre, qu'elle en suspend la vie, comme on vient de le démontrer tout récemment de l'influence de la tête sur les poumons, *et vice versâ*, avec autant de génie que de vérité.

§ 34. La grande variété du pouls dans la bronchite est due au trouble de la circulation du sang, causé par l'inflammation des vaisseaux bronchiques. Il en est de même dans la coqueluche, surtout au commencement, où le pouls varie extrêmement. Leur terminaison est la même. C'est un spectacle horrible de voir mourir un enfant dans la coqueluche, comme un adulte dans la bronchite ; c'est tout simplement une mort par suffocation.

§ 35. Beaucoup d'autres symptômes, quoique secondaires, sont communs aux deux formes de maladie, comme la congestion dans les parties voisines et dans les parties éloignées, la violente dilatation des vaisseaux et leur paralysie, le gonflement du visage qui devient d'un rouge-bleuâtre, le roulement des larmes sur les yeux, l'écoulement rapide du mucus des narines, la violente impulsion du sang et son éruption à travers la bouche, le nez, les oreilles, les yeux et les poumons ; la chute et la sortie involontaire des selles et des urines. Le plus ou le moins de ces accidens, dépend, comme on l'a déjà dit, de la différence de l'âge des malades.

CHAPITRE

CHAPITRE VI.

Siége de la Coqueluche.

§ 36.—7. Danz , qui peut être regardé comme un auteur classique dans la coqueluche, est précisément le moins satisfaisant et le plus incertain sur son siége. A la vérité, il pense que les poumons souffrent principalement , et que c'est en eux qu'on doit chercher ordinairement sa cause et son siége ; mais comme ces organes peuvent souffrir par consensus , la cause excitante sera ordinairement dans l'estomac et dans le canal alimentaire, comme celle de la coqueluche épidémique qu'observèrent Waldschmidt et Stoll, qui ne la trouvèrent que dans l'*estomac*. Sans doute qu'elle peut être aussi dans les *intestins*, quoique ce ne soit pas souvent le cas , puisque les purgatifs sont plus souvent nuisibles qu'utiles. On ne conçoit pas comment il a pu venir dans l'idée de chercher le siége d'une affection aussi violemment catarrhale , dans l'estomac et dans les intestins. Quelques-uns, ajoute Danz , ont cherché son siége dans l'inflammation de la partie supérieure de la trachée-artère et de l'œsophage. Boehme , qui admet un miasme particulier pour cette maladie , croit qu'elle se porte principalement dans les interstices celluleuses des nerfs , et produit ainsi la coqueluche. Enfin , dit Danz , si on connaît la cause de la coqueluche, on connaît aussi son siége , qui diffère autant qu'elle. De pareilles déclarations annoncent que leurs auteurs n'ont pas même soupçonné le vrai siége de la coqueluche.

§ 38. Rosenstein place le siége de la coqueluche dans les nerfs de la poitrine, et s'exprime
ainsi : « La vraie cause de cette maladie est
une matière hétérogène, où une semence qui
a la propriété de se propager comme le virus
variolique, et d'attaquer ceux qui n'en ont pas
encore été affectés. Mais on conçoit facilement
que le poison se propage par contagion, et
qu'une partie pénètre dans la poitrine par l'inspiration, et la plus grande partie dans l'estomac
par la déglutition de la salive. Dans les deux
endroits, surtout dans le dernier, il attaque les
nerfs, les irrite, les ronge à certaines heures;
et dans d'autres, il reste inerte pendant plus
de douze heures. Il occasionne, au moyen de
la communication des nerfs, une toux très
convulsive, dont les accès ne cessent que quand
le plus actif de cette semence est rejeté par le
vomissement; et la toux ne cesse de revenir que
quand cette semence est entièrement expulsée
hors du corps, ou entièrement neutralisée et
étouffée. Ainsi, pour enlever la coqueluche, il
faut faire usage des moyens qui tuent la semence ou la rendent inerte, ou de ceux qui
la chassent promptement hors du corps et par
la voie la plus courte ».

Quoique cette explication soit bien grossière,
j'ai pourtant, à dessein, transcrit tout le passage, afin de montrer comment on est conduit
à des sophismes et à un mauvais traitement,
si on méconnaît le vrai siége d'une maladie.

§ 39. Schœffer place également la coqueluche
dans les nerfs, et dit positivement : « Cette
toux est originairement une maladie nerveuse, et
elle ne s'empire pas d'un jour à l'autre, dans

toutes les épidémies , ni chez tous les enfans dans la même épidémie ».

§ 40. Hufeland a aussi prétendu , du moins en 1793 , que la coqueluche était un état nerveux. Dans ses remarques sur la petite-vérole naturelle et inoculée , il ajoute : « Je regarde la coqueluche comme une maladie nerveuse, et la cause essentielle comme un irritant subtil , qui attaque proprement les nerfs. Nous voyons ici, comme dans les autres maladies nerveuses, certains précurseurs qui annoncent le paroxisme , qui passe très facilement en convulsion , en paralysie et en d'autres accidens nerveux. Cette augmentation morbifique d'irritabilité a évidemment son siége dans les nerfs de la poitrine et de l'estomac , principalement dans la huitième paire qui fournit à ces deux viscères et au diaphragme. L'irritation de ces nerfs et de leurs ramifications provoque cette quantité énorme de mucus, qui occasionne l'ébranlement général des poumons et un soulèvement continuel de la respiration. Le nerf diaphragmatique est surtout affecté , comme le démontre spécialement le resserrement de la glotte , qui reçoit de ce nerf plusieurs branches , et dont l'accident spasmodique produit le sifflement de l'inspiration. Or , il est clair que plus cet état convulsif dure longtemps , plus aussi le diaphragme est porté à un mouvement antagonistique , comme la toux , qui interrompt fréquemment l'inspiration gênée et bruyante , le démontre. Delà le combat violent entre les deux puissances inspiratrice et expiratrice , et la forte contraction du diaphragme , irrité par ses appendices inférieures , avec les muscles du bas-ventre. Si cette irritation s'élève au plus haut degré , elle

se communique nécessairement au cardia , qui
a des connexions avec lui , et qui est déjà par
lui-même très sensible , alors l'estomac entre
en contraction , la surface inférieure du diaphragme est irritée de plus en plus , le thorax
est dilaté , et le vomissement enlève le stimulus
des nerfs pulmonaires , et la convulsion cesse.
Ainsi le vomissement est ici le vrai antagoniste
du spasme des poumons , quoiqu'il naisse de
la même cause : il n'a pas lieu plutôt. ou dès
le principe , parce que les nerfs de l'estomac
sont beaucoup moins sensibles et moins irritables que les vaisseaux bronchiques , et exigent
un plus haut degré de spasme ».

Je suis convaincu que cet observateur, aussi
éclairé qu'ami de la vérité, a déjà changé depuis longtemps d'opinion. Pourtant , personne
n'a mieux que lui appuyé , avec génie et con-
séquence, l'hypothèse du siége de la coqueluche
dans les nerfs de la poitrine. Ses vues , ses
principes , ont le plus contribué à perpétuer
cette opinion dans la plupart de ses partisans.

§ 41. Mathæi regarde la coqueluche comme
une maladie des poumons , produite par la contagion , mais il ne croit pas qu'on puisse l'expliquer davantage. On voit qu'il n'a pas indiqué
l'essence de la maladie , ni désigné son siége
d'une manière assez particulière ; car il ne suffit
pas de savoir que les poumons sont l'organe
souffrant , il faut encore savoir quel tissu est
principalement affecté en eux. Leur substance,
leur parenchyme ne sont point le siége de la
maladie , mais seulement le système des bronches , et la coqueluche peut arriver à un très
haut degré de violence sans que les poumons
soient essentiellement affectés. Sa division en

sthénique et *asthénique* n'est pas admissible ,
quoiqu'il prétende qu'elle prenne plutôt le caractère sténique.

§ 42. Jahn , dans son nouveau système des
maladies des enfans , 1803 , dit : « La cause
de cette longue et désagréable maladie doit être
cherchée dans un miasme , qui échappe à nos
sens et met les nerfs du diaphragme et la huitième paire dans un mouvement convulsif ,
d'une manière inconnue. Ils sont, d'après toutes
les observations, le siége et les organes primitifs
de cette maladie. Du moins , on peut par là
expliquer plus facilement l'espèce de la toux ,
sa violence , le vomissement qui l'accompagne
ordinairement ; le retour des accès par le rire,
par la réplétion de l'estomac, etc. On pourrait
même conclure la difficulté de remédier à la
maladie par l'éloignement du lieu affecté , par
sa distention considérable , par son irritabilité
naturelle , etc. »

§ 43. Paldame , dans son ouvrage : *La Coqueluche considérée d'après des vues nouvelles*,
place la cause prochaine de cette maladie dans
une irritabilité exaltée du poumon et des organes
qui lui sont le plus étroitement unis , surtout
l'estomac et le diaphragme.

§ 44. Henke, dans son livre sur le *Diagnostic
et le traitement des maladies des enfans*, 1809,
et Feiler , dans l'*Introduction à la connaissance
et à la guérison des maladies des enfans*, 1814 ,
ne s'expliquent pas sur le siége de la coqueluche,
ce qui est d'autant plus étonnant , qu'ils se sont
beaucoup étendus sur tous les autres points ,
particulièrement sur la contagion qui lui sert de
base. On devait s'attendre que des livres classiques de cette espèce , aussi étendus et aussi

détaillés , se seraient prononcés sur un objet aussi important ; car, si on ne détermine pas le siége d'une maladie , on ne peut rien dire de soutenable sur sa nature et sur son traitement.

§ 45.—6. *Lœbenstein Lœbel* , dans un ouvrage , d'ailleurs très estimable , sur la *Connaissance et le traitement de l'angine membraneuse, de l'asthme de Millar et de la coqueluche* , 1811 , s'est également mépris en cherchant le siége de la coqueluche dans les nerfs du diaphragme et dans la huitième paire des nerfs. Au lieu de m'occuper de la réfutation de ces opinions , je présenterai un garant de l'identité de la coqueluche et de la bronchite , et j'aurai occasion de la défendre contre un puissant et très habile adversaire , et de développer mes vues et mes argumens.

§ 47.—8. Le docteur Whatt , de Glascow , est le premier qui ait rendu attentif sur l'identité de la coqueluche et de la bronchite. M. Albers l'a combattu. Whatt perdit ses trois enfans par la coqueluche , et se convainquit, par une triste expérience que cette maladie a son siége dans les bronches , et qu'elle n'est qu'une inflammation de la membrane muqueuse des vaisseaux aériens. Il fit connaître cette découverte dans une dissertation imprimée à Glascow , 1812 , sous le titre : *Treatese on the history , nature and treatment of chincough* , qui fut connue dans le continent en 1815 , et ne parvint à l'auteur qu'après qu'il eût déjà pris la résolution de présenter ses vues au public sur la coqueluche , vues qui s'accordent parfaitement avec celles du docteur Whatt , qui établit ainsi l'identité de la coqueluche avec la bronchite , d'après l'autopsie cadavérique : La maladie se forme lentement, et dans d'autres cas très prompte-ment ; la respiration est accélérée, difficile ; le malade éprouve un sentiment de pesanteur dans la poitrine, mais peu ou point de douleur piquante ; la dyspnée revient périodiquement, et produit l'extinction de voix, la tension violente des muscles de la respiration, une oppression redoutable, une dilatation et un resserrement alternatif des narines, d'où naît l'enrouement et la sensibilité générale de la poitrine, les accès de toux et les changemens dans l'expectoration. L'état de la langue et des organes de la digestion, la température élevée du corps, la céphalalgie violente et particulière, la nature des selles, des urines et de l'exhalation cutanée, la qualité du pouls et ses variations dans les différens stades, enfin les histoires qu'on lira dans les articles suivans, acheveront de convaincre le lecteur de la parfaite ressemblance des deux maladies.

Whatt ajoute : je demande à ceux qui soutiennent que la coqueluche n'est point une maladie inflammatoire, s'ils ont jamais vu des cas où les bronches ne soient pas enflammées ? Si on a jamais vu son invasion sans plus ou moins de symptômes d'affection catarrhale, et son cours sans plus ou moins de dyspnée, au moindre mouvement ? Si elle a jamais paru sans un pouls plus ou moins dur, plus ou moins fréquent, plus ou moins irrégulier ? Je ne peux répondre pour les autres ; mais, pour ce qui me regarde, je dois dire que je ne l'ai jamais vue telle, d'après les observations les plus soigneuses et les plus multipliées. Je pourrois encore demander à ces MM., si ceux qui ont succombé à la coqueluche, avaient la trachée-artère, les bronches et les cellules aériennes dans un état d'inflammation, à quelle autre cause on doit attribuer la mort ? Or, on a trouvé cet état d'inflammation dans les cas où les accès de coqueluche ont continué jusqu'au dernier instant de la vie, et où tous les symptômes étaient essentiels à cette maladie. Si la coqueluche était différente ici de la bronchite mortelle, pourraient-elles exister en même temps ? Pour moi, j'en doute, fondé sur un très grand nombre de faits, généralement connus, que la coqueluche cesse à l'invasion de la variole, de la rougeole et de la fièvre scarlatine (5). On soutient même que l'insertion de la vaccine a aussi sur elle un effet décisif. L'auteur adopte tout le raisonnement du docteur Whatt, et déclare, en conscience qu'il ne conçoit pas comment on peut douter encore un instant de l'identité de ces deux maladies. Il examinera les objections de M. Albers dans l'article suivant.

CHAPITRE VII.

Essence de la Coqueluche.

§ 49. Les idées sur la cause prochaine, sur l'essence de la coqueluche ne sont pas moins erronées que sur son siége, parce qu'une erreur en amène toujours une autre ; et si l'on a une fois placé le siége de la maladie dans les

---

(5) J'ai des faits analogues à ceux que cite ici le docteur Whatt, et on peut en lire un très remarquable dans une note sur la rougeole. *Voy. Thérapeutique spéciale.*

nerfs, son essence a dû nécessairement consister dans une pure souffrance des nerfs, dans un état convulsif, spasmodique, dont on a à peine osé donner la raison.

§ 50. Rosenstein a admis une matière étrangère, une semence, qui a la propriété de se propager comme le virus de la variole, et d'affecter les enfans qui en ont été jusqu'alors exempts. Il paraît disposé à l'attribuer à des insectes qui attaqueraient, irriteraient, à certaines heures, les nerfs, et produiraient ainsi les paroxismes. Une hypothèse aussi bizarre ne mérite pas une réfutation sérieuse. Un miasme, une contagion, ne peuvent être considérés comme cause prochaine d'une maladie; ils n'en sont que les momens occasionnels et jamais l'essence.

§ 51. Maltzer a cherché ici la cause prochaine dans une *cacochymie pituiteuse*; mais Paldame lui avait déjà très bien objecté que la cause prochaine ne peut pas plus être cherchée dans une cacochymie pituiteuse, que dans la glaire ou dans l'estomac. La toux de l'estomac est une chimère, l'estomac ne peut pas tousser.

§ 52. Paldame a généralement répandu des lumières sur les aperçus de la coqueluche. Il a cherché la cause prochaine dans une irritabilité exaltée des poumons et des organes qui leur sont intimement unis, surtout dans les nerfs de l'estomac et du diaphragme.

§ 53. Schæffer et Hufeland ont cherché la cause prochaine dans une irritation des nerfs. Mais il est peu de maladies, surtout de la poitrine, où les nerfs prennent aussi peu de part que dans la coqueluche ; et si elle doit être identique avec la bronchite, comme je l'assure avec Whatt, on conçoit facilement que son essence doit consister dans l'inflammation.

§ 54.—63. Voici le lieu d'apprécier les objections de M. Albers au docteur Whatt. Premièrement, Whatt, pour démontrer l'identité de la coqueluche et de la bronchite, assure que la bronchite a lieu seule ou avec d'autres maladies, d'une manière prompte ; d'autrefois au contraire d'une manière lente et occulte. Or, dit M. Albers, la coqueluche se présente-t-elle d'une manière aussi prompte que la bronchite, ou aussi comme elle, d'une manière occulte ? Je réponds à cela qu'une maladie est bien différente, si elle règne épidémiquement ou si elle n'existe que sporadiquement. La bronchite n'est qu'une maladie sporadique, mais la coqueluche est une maladie épidémique (6). Lorsqu'une maladie est sporadique, elle a des causes prédisposantes et occasionnelles, différentes de celles qu'elle a quand elle règne épidémiquement. Cela seul suffit déjà pour prouver, qu'il doit y avoir souvent une différence dans le développement de la bronchite et de la coque-

---

(6) Je ne vois pas pourquoi la bronchite ne serait pas aussi quelquefois épidémique, comme la coqueluche, puisqu'elle dépend, comme elle, le plus souvent des influences atmosphériques. Dans ce cas, elle attaquerait généralement les adultes et les enfans. Du moins je l'ai observée comme endémique à Belle-Isle, en mer, en 1816-17-18 et 1819, où le plus grand nombre de ceux qui succombèrent à des maladies de poitrine, présentèrent les phénomènes qui caractérisaient la bronchite, notament une toux convulsive, suffocante, qui ne se terminait que par une abondante expectoration de mucosité sanguinolente, et se répétait plusieurs fois par accès, surtout la nuit. Dans l'autopsie cadavérique, on trouvait toujours les bronches remplies d'une mucosité rougeâtre, et la membrane muqueuse épaissie et phlogosée.

luche. Ainsi quoique la coqueluche ne se présente jamais d'une manière aussi prompte et
aussi cachée que la bronchite ; pourtant cela ne
prouve rien contre leur identité ; car souvent
ceux qui sont pris de bronchite , étaient déjà
longtemps auparavant dans un état cacochyme ,
dans un catarrhe opiniâtre. Mais comme la
coqueluche règne épidémiquement , et qu'elle
attaque des individus de toute espèce , même
ordinairement les enfans très irritables , pléthoriques et bien nourris , on voit qu'elle n'est rien
moins que fondée sur une diathèse cacochymique.
C'est pourquoi son invasion n'est pas aussi violente , ni aussi dangereuse que celle de la bronchite dans les adultes , où les bronches étaient
déjà auparavant remplies de mucosité. Cependant la coqueluche attaque aussi quelquefois très
promptement et d'une manière cachée , quoique
produite par une constitution épidémique , et
tue en peu de temps. Si la respiration gênée ,
accélérée , accompagnée d'oppression , n'était ,
comme le prétend M. Albers , qu'un symptôme
de bronchite , et non de coqueluche , cela ne
prouverait autre chose , que les maladies spo-
radiques diffèrent des maladies épidémiques ,
à raison des influences atmosphériques et des
dispositions individuelles , comme l'âge adulte
et une diathèse cacochymique.

Le docteur Whatt demande jusqu'à quel point
on doit considérer l'inflammation comme essentielle à la coqueluche , si elle peut exister sans
elle , si l'inflammation des mêmes parties est la
même et d'une nature spécifique dans des temps
différens. M. Albers répond : « La coqueluche
est une maladie des nerfs de la poitrine , et
n'est point essentiellement liée avec l'inflam-

mation ; car on en observe mille cas où il n'y
a pas d'inflammation . elle règne le plus souvent
épidémiquement , et je crois que la plupart des
enfans guérissent sans aucun secours de la
médecine. Or , cela serait-il possible , si elle
était toujours accompagnée d'inflammation ? Et
voyons-nous autant d'enfans affectés de pleurite
(pleurésie), de bronchite , etc. , guérir spontanément ? » M. Albers n'est pas d'accord avec
lui-même , en supposant que la coqueluche est
une maladie des nerfs de la poitrine. En effet ,
comment l'estimable auteur de cet écrit sur le
croup, qui a remporté le prix proposé par
Napoléon , peut-il prendre pour une maladie
nerveuse une affection aussi évidemment catarrhale, qui même , sous ce rapport, a tant d'affinité avec le croup ? Les accidens convulsifs ,
spasmodiques , devaient d'autant moins l'égarer ,
que ces phénomènes ne manquent pas dans le
croup. Si l'on considère que tout le système
trachéal appartient aux tissus très sensibles , que
sa structure organique , surtout dans les enfans,
dispose singulièrement aux étranglemens spasmodiques , alors l'état spasmodique de plusieurs
affections de poitrine s'explique aisément. Il se
passe mille cas sans qu'on y observe d'inflammation , dit M. Albers ; mais il lui serait bien
difficile d'en prouver un seul. Si la coqueluche
est un catarrhe, comme j'espère le démontrer,
on ne doutera plus qu'elle soit accompagnée
d'inflammation. Il est triste que dans nos livres
de thérapeutique , l'idée de l'inflammation , et
des maladies qui lui appartiennent, ne soit point
fixée. Mais s'il est vrai que toutes les fièvres
consistent dans l'inflammation , la coqueluche ,
qui ne manque jamais de fièvre, sera aussi une

maladie inflammatoire. L'inflammation la plus violente, l'artérieuse, la phlegmoneuse, est si différente de la plus légère, de la lympha- tique, de la séreuse, qu'on y trouve à peine quelque ressemblance. Pourtant elles se fondent sur la même essence, et la gale est aussi bien une maladie inflammatoire que la scarlatine, la fausse pleurésie que la vraie péripneumonie.

M. Albers objecte encore que la coqueluche règne le plus souvent épidémiquement, et qu'il croit certain que la plupart des enfans guéris- sent sans le secours de médecin. Or, dit-il, cela serait-il possible, s'il y avait toujours in- flammation ; et voit - on guérir spontanément autant d'enfans affectés de bronchite et de pleu- rite ? Si M. Albers admet que la coqueluche soit une maladie épidémique, il avoue déjà que c'est une affection fébrile inflammatoire, du moins je ne connois aucune maladie épi- démique qui n'appartienne à cette classe. L'épi- démie suppose déjà qu'elle a été produite par des influences atmosphériques, et porte le ca- ractère inflammatoire, comme affection catar- rhale. La guérison spontanée des enfans, sans le concours de la médecine, ne prouve rien. Entre nous soit dit, s'il n'existait aucun mé- decin, le monde ne finirait pas pour cela, et la plus grande partie des malades guériraient pourtant, parce que la nature tend à la guérison presque dans chaque maladie. Il ne serait pas difficile de prouver que la fièvre, porte avec elle l'effort que la nature fait pour apaiser le soulèvement produit en elle. Combien le livre de l'expérience n'est-il pas riche en exemples de ceux qui, attaqués violemment du typhus, ont guéri sans médicament ! Si cela a lieu dans

le typhus, qui est évidemment un état fébrile
et inflammatoire, pourquoi cela ne serait-il pas
possible dans la coqueluche, dans la bronchite,
dans la pleurite ? Les grands avantages du traitement ne consistent pas essentiellement à détourner la mort, mais à empêcher des terminaisons qui rendent le corps languissant et
malheureux. Quoique la coqueluche ne soit
pas ordinairement bien mortelle , pourtant il
est des épidémies qui font de terribles ravages,
et ses suites fâcheuses dans la tendre enfance
sont assez connues , et seront rapportées dans
la suite.

M. Albers n'ignore pas la complication de
la bronchite avec la coqueluche, et il veut même
en inférer de là sa nature non inflammatoire.
Aveuglement vraiment incompréhensible ! Il
ne voit pas que la coqueluche monte dans ce
cas jusqu'à la synocha (fièvre inflammatoire),
tandis que, pour l'ordinaire, elle garde seulement la marche de l'intermittente , de la fièvre
catarrhale , lymphatique. Quest-ce qui prouve
ici pour l'opinion de M. Albers , qu'une bronchite soit unie à la coqueluche , lorsqu'elle
exige un traitement antiphlogistique, tandis que
dans d'autres cas elle demande les incitans , le
camphre, le musc , le kermès , les vésicatoires?
Cela ne dépend-il pas surtout du caractère de
l'épidémie régnante et de la période où se trouve
la maladie. « Le caractéristique de l'association
de la bronchite avec la coqueluche consiste , dit
M. Albers, en ce que l'inflammation devient facilement chronique , et je suis persuadé qu'un grand
nombre de cas où l'on prétend que les enfans
sont morts de phthisie après la coqueluche, appartiennent à la *bronchite chronique* ». Tout

le monde doit être d'accord avec M. Albers,
surtout s'il est mis hors de doute que la coqueluche et la bronchite sont des situations identiques , et il faut que la bronchite aiguë , ou
toux convulsive aiguë , passe à la chronique,
pour que la suppuration, la phthisie pituiteuse
s'établisse.

A la question de Whatt, si les médecins ont
jamais vu la coqueluche, dans son principe,
sans plus ou moins de symptômes catarrhals,
M. Albers répond : « Whatt fait la faute d'admettre la bronchite comme maladie catarrhale,
comme d'autres médecins ont fait celle de
compter le croup parmi les inflammations catarrhales , parce que les symptômes d'un catarrhe
le précèdent quelquefois. Mais dans la laryngite,
dans la trachéite et dans la bronchite , les vaisseaux sanguins souffrent principalement, comme
on l'a déjà dit si souvent , tandis que dans le
catarrhe , c'est la membrane muqueuse de la
trachée-artère et de ses ramifications , et surtout les glandes qui souffrent. Dans la première
inflammation, la lymphe coagulable est sécrétée,
mais dans la dernière , c'est le mucus morbide.
Ces deux inflammations sont essentiellement différentes. Que des accidens inflammatoires précèdent la coqueluche, comme dans le catarrhe,
cela ne prouve pas plus sa nature inflammatoire,
que la bronchite , qui se développe dans son
cours , ne prouve qu'elle n'est pas nerveuse ».
Nous osons soutenir que ce n'est point une
erreur de regarder la bronchite et le croup
comme des affections catarrhales. Le siége du
catarrhe est dans la trachée-artère et dans le
système des bronches. Quand on admettrait la
distinction que les unes de ces affections sont

dans le système des vaisseaux et les autres dans
la membrane muqueuse et dans ses glandes ,
cela ne prouverait pas contre la nature inflammatoire de la coqueluche ; car les membranes
muqueuses ne sont-elles pas formées en très
grande partie du réseau vasculaire , et peuvent-
elles être enflammées sans que les vaisseaux
sanguins y prennent part , *et vice versâ* ? Mais
quand cela serait possible , il n'en est pas moins
vrai que la coqueluche est , comme le croup,
et la bronchite , une situation catarrhale inflammatoire , ce que prouve déjà évidemment
l'accord de leurs symptômes avec le catarrhe
essentiel. Leur plus grande différence dépend
de la partie primairement affectée , si c'est le
larynx , la trachée ou les bronches. Dans le
premier cas , on l'appelle *croup ;* dans le second,
catarrhe simple ; et dans le dernier , *bronchite.*
M. Albers , qui ne peut pas renoncer à l'idée
que la coqueluche est une maladie nerveuse ,
ne considère les accidens catarrhals que comme
des symptômes précurseurs. Mais si on réfléchit
que ces symptômes précurseurs deviennent un
catarrhe parfait et le plus violent par la suite ,
on se convaincra facilement que ces précurseurs
sont la coqueluche commençante , comme leur
état de perfection est son plus haut degré ; ce
qui sera développé avec plus de soin dans le
chapitre suivant. Il serait fort difficile à M. Albers de résoudre le problème , pourquoi la
coqueluche est toujours précédée d'accidens
catarrhals , si elle est une maladie nerveuse ?
Comment une maladie nerveuse , qui n'est
pas fondée sur l'inflammation , se trouve-t-elle
toujours précédée d'un catarrhe ? Une maladie
nerveuse , avec une toux aussi violente et une
expectoration

expectoration aussi prodigieuse, serait le phénomène pathologique le plus rare. Ainsi il n'est
pas difficile de prouver que la coqueluche n'est
pas une affection nerveuse, et même je doute
que l'asthme de Millar puisse être compté pour
telle. A la vérité, il ne manque pas de tissus
sensibles dans la cavité thoracique, mais les nerfs
ne paraissent pourtant jouer qu'un rôle secondaire dans les poumons et dans tout le système
trachéal.

Je passe sous silence la question de Whatt,
si les médecins ont jamais vu la maladie sans
plus ou moins de dyspnée au moindre mouvement, sans un pouls plus ou moins dur, plus
ou moins fréquent, plus ou moins irrégulier,
et la réponse de M. Albers, pour examiner
un point plus important. Si la trachée-artère,
si les bronches et les cellules aériennes se trouvent dans un état d'inflammation chez ceux qui
succombent à la coqueluche, à quel autre cause
peut-on attribuer la mort, dit Whatt. M. Albers
répond : à nulle autre qu'à la *bronchite*. Toute
dispute devait être terminée par un tel aveu. Si
ceux qui meurent de coqueluche ne présentent
rien autre qu'une inflammation de la trachée-
artère, de ses divisions et des cellules aériennes,
on est autorisé à conclure que l'essence de la
maladie consiste dans l'inflammation de ces organes.

Enfin, Whatt ajoute : Si la coqueluche était
une chose et la bronchite mortelle une autre,
pourraient-elles exister toutes deux en même
temps ? Il en doute, et, je crois, avec raison,
surtout si on devait admettre que la bronchite
est une inflammation des vaisseaux aériens, et
la coqueluche une souffrance des nerfs, ce qui

rendrait leur liaison d'autant plus incompréhensible. M. Albers revient toujours à son explication, que la bronchite se joint à la coqueluche,
qui n'est qu'une souffrance des nerfs de la poitrine, ce qui la rend très dangereuse et même
mortelle. Mais cette explication ne reposant que
sur une fausse hypothèse, sur ce que la coqueluche est une affection des nerfs de la poitrine,
on sent tout le vide de ce raisonnement. Whatt,
pour confirmer ses vues, cite la cessation de
la coqueluche à l'apparition de la variole, de
la rougeole, de la scarlatine, parce qu'elles
sont des affections différentes ; ce qui n'a pas
lieu à l'arrivée de la bronchite. M. Albers réplique que la bronchite peut aussi exister avec
la rougeole et la variole, quoiqu'elles soient
des situations inflammatoires tout-à-fait différentes. Mais on ne peut pas méconnaître que la
rougeole ne soit dans une parfaite harmonie avec
les affections catarrhales, et n'appartienne au
même système. Il en est de même de l'angine et
de la scarlatine. Pourtant une inflammation plus
violente, ou celle qui est dans un tissu plus
irritable, peut, sinon enlever la moins violente, ou celle qui est dans un tissu moins ar-
térieux, du moins la rendre moins sensible. Il
en est de même de la douleur, comme l'effet
des vésicatoires paraît le démontrer. Si on les
applique à propos, ils enlèvent la douleur et
l'inflammation comme par enchantement. Aussi
beaucoup d'observateurs ont remarqué que l'é-
pidémie de coqueluche disparaît si une autre
épidémie plus forte se présente, ou une maladie
exanthématique aiguë ; mais si celle-ci cesse,
alors la première reparaît. Ce qui tient à la loi,
que le plus faible doit céder partout au plus fort.

CHAPITRE VIII.

Caractère de la Coqueluche.

§ 64.—7. Le caractère d'une maladie résulte déjà de son siége et de son essence : pourtant il est encore des momens qu'il importe de considérer ici. Le premier concerne la disposition catarrhale de la coqueluche, déjà mentionnée, qui mérite un plus grand développement. Les auteurs qui l'ont considérée comme affection nerveuse, ont jeté ici la plus grande confusion, quoiqu'ils aient admis généralement un catarrhe d'une durée indéterminée qui précède toujours la coqueluche. Paldame, l'un des premiers et des meilleurs observateurs des derniers temps, sur la coqueluche, s'explique ainsi : Le coryza et la toux qui ne diffèrent point du catarrhe ordinaire, durent une semaine et même jusqu'à trois ; tantôt avec mouvement fébrile, tantôt sans mouvement fébrile. Danz dit aussi que le premier stade de la coqueluche se borne aux accidens généraux d'un catarrhe. C'est aussi l'opinion de tous les autres observateurs. Ainsi, le caractère de la coqueluche est catarrhal depuis le commencement jusqu'à la fin, puisque la toux, jointe à l'expectoration, l'accompagne toujours, ainsi que l'éternuement, le coryza, le larmoiement et l'enrouement, au moins le plus généralement. Cependant plusieurs auteurs ne regardent le catarrhe que comme un pro-drôme de la coqueluche, qui a, suivant eux, un tout autre fondement. Mais, comment admettre un autre fondement, lorsque tous les symptômes ont déjà paru dans le stade appelé *catarrhal*, et qu'à une époque plus éloignée ils se sont seulement plus développés, plus formés? C'est le propre de presque toutes les affections de poitrine inflammatoires, de marcher lentement dans le principe , et de prendre dans l'acmé de la maladie une forme redoutable. Même la pneumonite (péripneumonie) est ordinairement modérée dans les trois premiers jours ; mais , après le quatrième , elle devient si violente , surtout si on a négligé de tirer du sang , qu'elle n'est presque plus reconnaissable si on la compare avec son premier état. Si cela a lieu dans une maladie aussi aiguë que la pneumonite , pourquoi s'étonner que cela arrive dans une affection catarrhale , dont la marche est beaucoup plus lente , comme dans toutes les inflammations lymphatiques? D'ailleurs l'expectoration extraordinaire aurait dû convaincre que la coqueluche est un catarrhe dans le dernier stade comme dans le premier. Comment a-t-on pu rêver une maladie nerveuse dans une personne qui tousse et expectore chaque jour une aussi grande quantité de matières ? Même, les accès de suffocation ont déjà cessé depuis longtemps , lorsque la toux et l'expectoration continuent encore ; et la toux est toujours le premier et dernier symptôme de cette maladie. Toutes ses rechutes ont lieu par une affection catarrhale, et toutes ses crises sont celles des affections catarrhales.

§ 68.—71. Un autre caractère de la coqueluche est sa disposition *sthénique* et *asthénique*, qui a été principalement traitée à l'époque de Brown, par Mathæi, un des meilleurs écrivains sur cette maladie. Mais il me paraît tout-à-fait superflu de rechercher si ce catarrhe est *sthé-*

nique ou *asthénique.* Il en est du catarrhe comme de la pneumonite et comme de toute autre phlegmasie; l'état *sthénique* ou *asthénique* est purement accidentel, et nous sommes d'accord avec Mathæi, que si la coqueluche règne épidémiquement, elle attaque les enfans sans distinction, avec disposition *sthénique* ou *asthénique.* C'est pourquoi elle devient plus inflammatoire dans l'un et moins dans l'autre. Si c'est cela qu'on entend par *hypersthénie* et *asthénie,* alors, sans doute, il y a une coqueluche *hypersthénique* et une coqueluche *asthénique,* comme c'est le cas dans toutes les maladies aiguës. Si on devait faire ici une distinction, ce ne serait que parce que le catarrhe a son siége dans des tissus dont l'inflammation est plus lente et surtout moins prononcée que dans d'autres plus irritables et plus sanguins (7). Cependant on pourrait objecter que ce catarrhe est une inflammation qui a son siége dans les poumons, dont les inflammations sont très irritables. Mais on sait que les inflammations de poitrine se distinguent suivant les organes et les tissus affectés. D'ailleurs, si une inflammation pouvait dépendre de l'asthénie, la coqueluche pourrait sans doute

---

(7) L'état *sthénique* ou *asthénique* de la coqueluche, comme de toutes les maladies climatiques, ne dépend pas seulement de la disposition individuelle, mais aussi de la constitution atmosphérique, de la diathèse régnante; de manière qu'elle sera ordinairement plus sthénique, plus inflammatoire en hiver ou au commencement du printemps; dans les pays froids et secs; et plus asthénique, plus nerveuse en été ou au commencement de l'automne, dans les pays chauds et humides. C'est aussi ce qui établit une grande différence dans le traitement de toutes les maladies en général, et de la coqueluche en particulier.

être du nombre , vu son développement lent et
sa longue durée.

§ 72.—4. A la vérité , on doit s'étonner
qu'une maladie inflammatoire dure huit et même
douze semaines. Mais une pulmonie peut aussi
durer très longtemps sans quitter son caractère
inflammatoire. Du reste, elle peut cesser d'être
inflammatoire, si elle passe à une autre forme,
ce que je n'accorde pourtant pas à la coqueluche, puisqu'elle porte encore , à l'époque la
plus éloignée , le sceau de l'inflammation ; ou
du moins si elle a paru s'éteindre, elle se rallume
souvent et joue un rôle extrêmement dangereux.
On a aussi douté autrefois de la longue durée
de l'inflammation dans le typhus et dans l'encéphalite ; mais aujourd'hui on est bien convaincu
qu'elle peut durer des mois entiers ; car qu'est-
ce que le *décubitus* (*l'eschare*) dans le typhus,
sinon une inflammation qui tend à passer en gangrène ? L'auteur n'a traité très au long cet objet,
que pour prévenir des objections qu'il s'attend
à recevoir , et qu'il discutera avec plus d'intérêt,
quand il sera question du traitement de la coqueluche. Il est convaincu , d'après les preuves
qu'il a données du siége , de l'essence et du
caractère de la coqueluche , qu'elle est très vraisemblablement identique avec la bronchite. Mais
pour porter cette assertion plus près de la certitude , il va communiquer ce que l'autopsie
cadavérique a appris à cet égard.

CHAPITRE IX.

Autopsies cadavériques.

§ 75. Dis-moi ce que tu sais, je te dirai ce que tu apprendras : axiome d'une grande signification, et qui ne trouve nulle part mieux son application que quand il est question de découvrir le siége de certaines maladies par les ouvertures de cadavres. Celui qui entreprend ces ouvertures, sans savoir ce qu'il doit chercher, ne trouvera jamais le vrai (8). *Cherchez, et vous trouverez*, est une autre axiome de la Bible, qui serait mal entendu, si on ne voulait trouver que ce que l'on cherche. C'est ce qu'on a vu dans ces derniers temps, surtout à l'égard

---

(8) Pour profiter des ouvertures de cadavres, il faut deux choses : la première, est de bien connaître l'état sain des organes, et la seconde, d'avoir bien observé les symptômes de la maladie à laquelle les individus ont succombé. Pour acquérir des connaissances en anatomie pathologique, il faut en avoir acquis auparavant en anatomie physiologique, et pour trouver le siége d'une maladie, il faut savoir quels organes et quelles fonctions étaient affectés avant la mort. Même, dans ce cas, il n'est pas toujours facile de reconnaître les causes de la mort et le caractère de la maladie, parce qu'il est dans le corps humain tant de ressorts, tant de complications, que la mort peut être due à la lésion d'un très grand nombre d'organes, qu'on ne peut pas toujours soupçonner pendant la vie. De là on trouve souvent dans les sections de cadavres, des lésions inattendues et qu'on ne cherchait point, tandis que dans d'autres cas on ne trouve pas ce qu'on cherche et ce qu'on croyait trouver. Cela dépend surtout de ce que certains organes sont peu sensibles et peu nécessaires à la vie, tandis que d'autres le sont extrêmement, et sont si nécessaires à la vie, que le dérangement seul de leurs fonctions, sans lésion organique, amène immédiatement la mort.

du croup et du typhus contagienx. Ceux qui n'ont pas voulu y trouver de l'inflammation, ne l'y ont pas trouvée ; mais ceux qui l'ont cherchée, l'ont trouvée avec les plus vives couleurs.

§ 76. Les premiers observateurs qui ont fait des ouvertures de cadavres dans la coqueluche, ne font mention d'aucune inflammation, d'aucune altération particulière dans le système bronchique, c'est-à-dire qu'ils n'ont pas trouvé ce qu'ils n'ont pas cherché. Ce qu'ils ont trouvé de pathologique dans ces sections, se borne à un plus grand amas d'air dans les poumons, beaucoup d'eau dans le péricarde, le diaphragme très ferme, très fort et plissé, la partie musculeuse gorgée de sang, les artères phréniques très apparentes, et les veines injectées de sang.

§ 77. Le docteur Whatt, de Glascow, s'est convaincu, comme nous l'avons déjà dit, par l'ouverture de ses trois enfans, morts de la coqueluche, que son essence consiste dans l'inflammation de la membrane muqueuse des bronches. Je regrette de ne pouvoir communiquer en détail ces trois autopsies, qui sont sans doute décrites dans son mémoire que je ne possède point. Mais il faut se contenter ici du résultat, c'est qu'il n'a rien trouvé que l'inflammation de la membrane muqueuse des bronches.

§ 78.—80. Je vais maintenant faire part de deux ouvertures que j'ai faites pendant l'épidémie du dernier été 1815. Outre les deux enfans dont je vais faire la description, il en mourut un troisième de la coqueluche, dont l'ouverture nous fut absolument refusée, mais dont les symptômes les plus prononcés ne laissent aucun doute qu'on eût trouvé une inflammation des bronches.

N. S., fille d'une bonne constitution, âgée de neuf ans, aimable et chérie de ses parens, très bien élevée, eut la coqueluche, et se trouvait en pleine convalescence, lorsqu'exposée à un réfroidissement, elle rechuta, et mourut avec tous les symptômes les plus violens de la coqueluche, avec les accès fébriles les plus intenses, et sous le type d'une rémittente quotidienne très marquée. Il se manifesta, dans les derniers jours, des symptômes d'inflammation générale dans tout le système pulmonaire. L'auteur fut appelé en consultation dans le dernier stade de la maladie. L'enfant avait été traité auparavant par deux médecins très instruits, et gardé avec le plus grand soin. A l'ouverture de la poitrine, les poumons, particulièrement du côté droit, étaient légèrement adhérens dans quelques points à la plèvre costale. On remarquait à leur surface, surtout vers leur base, une couleur d'un bleu-rougeâtre, parsemée de taches blanchâtres, dans lesquelles on apercevait un fluide écumeux. Les nerfs du diaphragme étaient d'un très beau blanc et ne présentaient aucune trace d'altération. Le poumon fut enlevé avec la trachée-artère et le larynx, pour faire des recherches plus exactes. Dans le larynx, on ne trouva rien de pathologique ; mais dans la division de la trachée-artère, on trouva une légère inflammation et des traces de matière puriforme. En avançant dans les bronches, on trouva les parties toujours plus enflammées et même gangrénées, d'un rouge-brunâtre, les vaisseaux formant un réseau très remarquable et remplis d'une matière puriforme si abondante, qu'on conçoit à peine comment l'air pouvait y pénétrer. Les glandes de la trachée-artère et des poumons différaient peu de l'état normal, excepté qu'elles étaient un peu gonflées. Le péricarde et la plèvre étaient un peu phlogosés ; le cœur, le diaphragme et tous les viscères du bas-ventre étaient sains.

La deuxième ouverture fut celle de l'enfant d'un relieur, nommé Brehm, âgé de deux ans, scrophuleux. L'auteur n'a pas vu cet enfant pendant la vie. Il fut malade pendant trois semaines et ne reçut de secours de la médecine que dans les derniers jours de la coqueluche, à laquelle il succomba. On trouva huit onces d'eau dans la cavité de la poitrine, les poumons étaient d'un rouge bleu et blanc marbré, on remarquait dans les places blanches un liquide spumeux, le thymus était un peu volumineux, le larynx et la trachée contenaient un mucus fluide, puriforme, la partie inférieure de la trachée était un peu phlogosée, les bronches étaient d'un rouge d'autant plus foncé qu'on pénétrait plus avant dans le poumon ; elles étaient entièrement remplies d'un fluide spumeux, puriforme, qui ruisselait par la pression des ramifications les plus déliées et semblait obstruer entièrement les cellules aériennes. Les nerfs diaphragmatiques étaient dans l'état naturel, le péricarde contenait un peu plus de sérosité ; le cœur, les artères et le diaphragme étaient sains, les glandes du poumon et celles du mésentère étaient augmentées de volume, le foie et la rate étaient sains, les intestins pâles et gonflés d'un peu d'air. Le résultat de ces deux autopsies prouve évidemment que la coqueluche consiste dans l'inflammation des bronches, et l'on ne peut pas dire que cette inflammation en soit le produit, puisque tout le tableau de la maladie se dessine dans cette inflammation , et que les phénomènes qui se présentent dans la dernière période , sont déjà dans la première , quoique d'une manière moins marquée , comme je l'expliquerai davantage à l'article du diagnostic , sur la succession des symptômes. Sans doute, on m'objectera qu'un petit nombre d'autopsies cadavériques ne peut pas fournir une preuve suffisante dans un sujet aussi compliqué. Je répondrai ici ce que j'ai déjà répondu à l'occasion de l'identité de l'encéphalite avec le typhus contagieux , que j'ai soutenue d'après quelques ouvertures de cadavres. Si la souffrance locale , ses symptômes, son cours, ses terminaisons , et même son traitement, s'accorde avec l'autopsie pathologique , quelques expériences semblables ne suffisent-elles pas déjà pour donner à un tel fait, sinon une certitude , du moins le plus haut degré de vraisemblance. L'autopsie cadavérique de l'enfant S. m'a donné une conviction que rien ne peut m'ôter.

§ 81. Comme jai comparé le tableau de la bronchite avec celui de la coqueluche, il convient de comparer aussi les ouvertures de cadavres. Je les tire de l'ouvrage classique de Badham , sur cette maladie. A l'ouverture du cadavre d'un homme âgé de quarante ans, qui avait succombé en peu de temps à une bronchite , malgré les évacuations sanguines et d'autres moyens , il trouva les bronches entièrement remplies d'une sécrétion épaisse et visqueuse , et les poumons parfaitement sains et sans adhérence. Un homme de trente-cinq ans, affecté de bronchite , était dans un état d'orthopnée habituelle, la respiration très accélérée , bruyante et sonore , comme l'eau qui commence à bouillir , le pouls semblable à celui du typhus dans la dernière période, et le visage pâle ; l'expectoration diminua , cessa même tout-à-coup, et le délire survint avant la mort. Dans l'ouverture, on trouva les poumons parfaitement sains et libres d'adhérence. Les bronches n'étaient pas , comme on l'attendait , remplies de mucus dont le malade expectorait de si grandes quantités , mais elles portaient des traces évidentes d'inflammation. Aussi l'auteur remarque ici que le malade prit un vomitif peu d'heures avant la mort , qui expulsa probablement tout le mucus amassé dans les bronches jusqu'alors, et qu'un très haut degré de faiblesse n'en permit pas une nouvelle sécrétion. Un enfant de deux ans éprouva à la suite de la rougeole une souffrance dans les organes de la respiration, qui devint sonore et accélérée , accompagnée d'une fièvre considérable. L'enfant maigrit beaucoup et succomba après environ quatorze jours. A l'ouverture , on trouva les poumons entièrement sains , mais les bronches toutes remplies d'une matière plus fluide qu'à l'ordinaire et d'un aspect purulent. Le chirurgien Copland ne trouva dans un jeune homme qu'on croyait affecté de pneumonite , mais qui mourut évidemment de bronchite, aucune adhérence , aucune suppuration et aucun autre signe d'inflammation de la surface des poumons , mais la trachée – artère remplie d'un fluide sécrété par la membrane muqueuse enflammée. Cette membrane, qui tapisse l'intérieur de la trachée-artère et des grandes divisions bronchiques , était très riche en vaisseaux , et des lambeaux de lymphe coagulée nageaient çà-et-là dans le fluide ; toutes ces parties étaient dans un état d'inflammation. Badham rapporte , d'après le Journal de Médecine de

M. Chevalier, quelques ouvertures de cadavres des personnes qui succombèrent à des maladies de poitrine, que je crois devoir citer ici. Les poumons parurent parfaitement sains et non adhérens, mais la trachée et les bronches présentèrent toujours des signes d'inflammation et se trouvaient remplies d'une sécrétion morbide qui avait occasionné la suffocation, excepté une seule fois où l'on avait donné un vomitif avant la mort. Dans un homme âgé, qui mourut, d'après Chevalier, de catarrhe suffocant, on trouva les poumons sains, et aucun épanchement ni adhérence dans la poitrine, ni dans le péricarde, mais la trachée ouverte présenta une énorme quantité de mucus, ainsi que les bronches et les cellules aériennes qui en étaient entièrement remplies, et leur membrane interne était fortement injectée. On ne remarqua, dans le mucus, de lymphe coagulable que dans les dernières ramifications des bronches. Les viscères de la tête et du bas-ventre étaient sains. Dans un second malade, âgé de trente à quarante ans, mort de bronchite dans un état de suffocation et de délire, on trouva des poumons sains, qui n'étaient ni enflammés, ni affaissés, mais la trachée et les bronches étaient entièrement remplies d'un mucus analogue à celui du cas précédent. Il y en avait aussi un peu dans les cellules aériennes des poumons. La membrane muqueuse des voies aériennes était injectée. Les viscères de la tête et du bas-ventre étaient sains. Deux enfans de quatre à cinq ans éprouvèrent pendant sept à dix jours, une légère douleur de poitrine, qu'on ne regardait pas d'abord comme importante, mais qui passa bientôt à un état de stupeur, de manière qu'on crut s'être trompé sur le point capital. Ils expirèrent dans les convulsions. On trouva à l'ouverture, la tête parfaitement saine, les poumons, très peu flétris, contenant dans leurs cellules aériennes un peu de mucosité ; la trachée-artère et ses divisions bronchiques remplies d'une glaire ténue, et leur membrane interne légèrement enflammée. Le cinquième cas concerne un enfant de cinq ans, qui tomba dans un état d'assoupissement, quatre jours après l'éruption de la rougeole. Le visage était rouge et gonflé, la respiration courte, sans être semblable à celle qui a lieu dans les inflammations, l'expansion de la poitrine dans l'inspiration causait de la douleur, et la contraction dans l'expiration ne se faisait pas convenablement. Le pouls était fréquent, faible et sans dureté. Après l'essai de plusieurs moyens qui ne donnèrent qu'un soulagement éphémère, l'enfant tomba au huitième jour dans une extrême faiblesse, et mourut le neuvième au matin, dans un court accès de suffocation. A l'ouverture, on trouva les poumons flétris, sans trace d'inflammation et sans adhérence. Les bronches, et sans doute aussi la trachée, étaient remplies de mucus, et leur membrane interne entièrement rouge, le mucus, semblable à celui des cas précédens, était parsemé de flocons de lymphe coagulée.

§ 82.—6. Le résultat de ces autopsies cadavériques mérite d'autant plus de considération, qu'il répand beaucoup de lumières sur la nature de la bronchite et de la coqueluche. Chez l'enfant S., dont j'ordonnai l'ouverture, les poumons avaient pris quelque part à la maladie, et l'on peut dire que leur affection était due a la coqueluche. Dans les quatre derniers jours, elle avait pris la physionomie de la pleuropneumonite, à

l'exception des accès de toux périodique suffocante , et du caractère de la fièvre qui était rémittente et presque intermittente. Pendant la
dernière période , la malade se plaignait de points
et de douleurs au côté droit , qui s'expliquent
par les adhérences du poumon à la plèvre costale. Du reste , ces adhérences étaient seulement
légères et se bornaient à quelques points peu
nombreux ; et les places d'un rouge bleuâtre ,
qu'on remarquait à la surface des poumons ,
étaient si peu de chose , qu'on ne peut pas leur
attribuer la mort. Je dirigeai principalement
mon attention sur le nerf diaphragmatique , qui
aurait dû , dans un cas aussi prononcé , montrer
quelque altération , s'il eût été le siége de la
coqueluche ; mais son état parfaitement normal
et sans aucune apparence d'inflammation fut
pour moi des plus intéressans et des plus in-
structifs. Le larynx et la trachée-artère, jusqu'à
sa division , étaient dans l'état naturel. Cela me
surprit d'autant plus , qu'avec une toux aussi
violente et une expectoration aussi abondante ,
je m'attendais à trouver quelque altération dans
la trachée-artère ; mais l'inflammation commençait seulement à sa division bronchique ,
aussi bien que la matière puriforme qui les remplissait. On remarquait que leurs ramifications
étaient de plus en plus enflammées et d'un rouge
brun et gangrénées , et le réseau vasculaire si
vivement injecté , qu'on ne pouvait méconnaître
le siége et l'essence de cette maladie. Cette
matière puriforme qui remplissait toutes les
bronches , et qui permettait à peine à l'air de
pénétrer , a répandu beaucoup de lumières sur
les phénomènes de la coqueluche , et a facilité
l'explication d'un grand nombre de ses symp-

tômes que je développerai dans le chapitre suivant. Les glandes pulmonaires y avaient très peu participé , et le réseau vasculaire de la membrane muqueuse paraissait en être le vrai siége , et donnait l'explication de la sécrétion de cette matière puriforme qui la caractérise. Le peu de part qu'y prennent la plèvre , le dia-phragme , le péricarde , le cœur et tous les vis-cères du bas-ventre , qu'on a toujours trouvés dans l'état sain , explique aussi comment la co-queluche, dans la plupart des cas , peut durer si longtemps sans danger pour la vie , et même se terminer heureusement.

Dans l'enfant de Brehm , on trouva beaucoup d'eau dans la cavité de la poitrine , près de huit onces , que je regarde comme une suite de la constitution faible et lymphatique de cet enfant scrophuleux. Il faut dans tous les cas , surtout dans les ouvertures de cadavres , bien distinguer ce qui est l'effet direct de la maladie , de ce qui dépend de la constitution individuelle. Les in-flammations des tissus lymphatiques séreux , dans des constitutions faibles , se terminent ordinai-rement par l'hydropisie , surtout si elles ont lieu dans de grandes cavités , où la congestion et l'épanchement se font facilement et l'absorption difficilement. Le mucus puriforme qu'on trouve dans la trachée et dans le larynx , y sont moins produits qu'amenés d'ailleurs. Si la maladie se termine par la mort , il n'y a plus d'expecto-ration dans les derniers jours ; la toux manque d'énergie et le mucus reste dans les poumons et dans la trachée-artère. La rougeur de la partie inférieure de la trachée, dans cette enfant, était très caractérisée , et montrait le siége caché de la maladie, L'inflammation ne paraissait pas

partir

partir de ce point, mais plutôt s'y terminer, puisqu'elle avait plus son siége dans la profondeur des bronches, dont la couleur rouge-noirâtre et la matière puriforme qui les remplissait jusqu'à leurs dernières ramifications, ne laissaient aucun doute sur le siége et l'essence de la coqueluche. L'état sain des nerfs diaphragmatiques, des artères, du cœur, du péricarde, du muscle diaphragmatique, éloigne toute idée d'affection nerveuse.

Mais combien les autopsies cadavériques de la prétendue bronchite ou coqueluche sporadique, diffèrent-elles des précédentes ? Dans le premier cas, les bronches étaient entièrement remplies d'une humeur épaisse, visqueuse, ou plutôt d'une lymphe puriforme comme dans la coqueluche, et dans tous les cas les poumons étaient parfaitement libres. Dans le second cas, on ne trouva pas à la vérité cette humeur muqueuse, dont le malade avait rejeté une si grande quantité avant de mourir, mais aussi on trouva la surface interne des bronches d'autant plus phlogosée. Si l'inflammation est trop vive, la sécrétion muqueuse ne peut pas se faire, comme c'est souvent le cas dans la coqueluche, quoiqu'il soit d'autant plus difficile de le prouver, qu'elle est rarement mortelle dans ce stade et qu'on manque de témoignage cadavérique. Dans l'enfant de deux ans, qui mourut vraisemblablement de coqueluche sporadique, les bronches étaient tout-à-fait remplies d'une matière puriforme. En général, dans toutes les ouvertures communiquées par Badham, les bronches étaient enflammées et gorgées d'une matière puriforme ; et quoiqu'il n'en soit pas fait mention dans toutes les autopsies, pourtant la présence de la matière

puriforme le suppose naturellement. L'état d'inflammation a été quelquefois passé sous silence,
parce que l'intention de Badham était seulement
de prouver qu'on prend souvent la bronchite
pour une pleurite ou une pneumonite, tandis
que la plèvre et le poumon sont parfaitement
sains dans cette affection, comme il l'a démontré
par les sections cadavériques. Ce qu'on a remarqué aussi avec étonnement, c'est que la
surface interne de la trachée-artère est le plus
souvent sans altération, tandis que ses divisions
bronchiques sont enflammées et remplies de
matière puriforme. M. Albers remarque à cette
occasion, que dans ceux qui sont morts de bronchite, la lymphe fluide coagulable s'écoule facilement des bronches dans la trachée-artère, par
la situation horizontale des cadavres, ce qui
peut faire croire faussement que la sécrétion
s'y est faite pendant la vie. Cela peut avoir lieu
quelquefois, quoique rarement l'inflammation se
borne à une seule partie du système, surtout si
elle est de nature épidémique. Les exanthêmes
en sont une preuve sans réplique ; car non seulement ils attaquent la peau, mais aussi les parties
internes qui lui sont liées par des rapports d'affinité, comme on peut s'en convaincre dans la
rougeole et dans la scarlatine. L'autopsie cadavérique communiquée par Chevalier, est intéressante sous le rapport, non seulement qu'une
énorme masse de mucus remplissait la trachée-
artère et les bronches, mais aussi que la membrane interne de la trachée-artère était beaucoup
plus *vasculaire* qu'elle ne l'est ordinairement ;
et quoiqu'on ne trouva aucun épanchement de
lymphe coagulable, pourtant on en remarqua
quelques flocons dans le mucus des dernières

ramifications bronchiques, ce qui prouve que la lymphe est sécrétée avec le mucus, lorsque le réseau vasculaire est enflammé en même temps que la membrane muqueuse, ce qui est vraisemblablement toujours le cas de la coqueluche. La quantité énorme de matière expectorée chaque jour et pendant plusieurs semaines, ne peut pas être une lymphe pure, mais aussi n'est pas évidemment du pur mucus (9).

Les deux enfans de quatre à cinq ans qui moururent de bronchite, d'après Chevalier, à la suite de légères douleurs de la poitrine, qu'on ne regarda pas comme dangereuses, présentent un cas d'autant plus intéressant, qu'il a la plus grande analogie avec la coqueluche, qui commence souvent d'une manière faible et peu sensible, et arrive promptement à un degré le plus redoutable. Cette marche, si différente, a souvent trompé les observateurs, et les a conduit

---

(9) La sécrétion puriforme des voies aériennes enflammées, est plus ou moins lymphatique, plus ou moins plastique, suivant qu'elle provient du larynx, de la trachée ou des bronches. C'est ce qu'on observe dans le croup, et dans la coqueluche. Dans cette dernière, qui n'est qu'une inflammation des bronches, la sécrétion n'est qu'un mucus puriforme, gélatineux, mais jamais assez consistant pour former de fausses membranes. Dans le croup, au contraire, qui est une inflammation du larynx, la sécrétion est une matière lymphatique coagulable, qui se convertit facilement en fausse membrane, si elle n'est pas rejetée par l'expectoration. Si la trachée et les bronches y prennent part, comme il arrive assez souvent, lorsque le croup n'est pas promptement mortel, alors on remarque ordinairement que les concrétions membraneuses sont plus fermes et plus consistantes dans le larynx, moins dans la trachée-artère, et beaucoup moins encore dans les bronches, où il n'existe le plus souvent qu'un mucus gélatineux, légèrement écumeux et de couleur très variable.

à l'opinion erronée, que le second stade où la coqueluche est entièrement formée, n'a aucun rapport essentiel avec le premier, et que c'est un nouvel état de maladie. Les enfans meurent dans les convulsions, parce que les maladies inflammatoires, à cet âge, se terminent fréquemment de cette manière, sans qu'il y ait pour cela un état nerveux, comme on l'a cru faussement. La constitution des enfans est extrêmement sensible et très sujette aux convulsions, comme on l'observe déjà dans le travail de la dentition et dans les affections vermineuses; parconséquent il n'est pas étonnant que leurs maladies inflammatoires, surtout dans des tissus sensibles, et lorsqu'elles tendent à devenir mortelles, s'accompagnent de convulsions.

La dernière autopsie d'un enfant de cinq ans, mort de bronchite au neuvième jour, à la suite de la rougeole, est très instructive, sous le rapport que la membrane muqueuse des bronches et de la trachée-artère s'est trouvée phlogosée et couverte de mucus parsemé de lymphe coagulée, qui ne provient que de l'inflammation du réseau vasculaire des bronches en général; car, qu'est-ce qui est enflammé dans les membranes muqueuses, si ce n'est le réseau vasculaire, dont les modifications produisent celles de la sécrétion de ces membranes? Du reste, l'auteur se flatte que ces ouvertures de cadavres auront convaincu le lecteur, que la bronchite et la coqueluche sont des situations identiques, du moins que leur siége et leur essence sont en parfaite harmonie; et s'il reste encore des doutes, il espère les dissiper dans le diagnostic, en expliquant d'une manière satisfaisante les phénomènes de la coqueluche.

CHAPITRE X.

Diagnostic.

§ 87. La coqueluche entièrement formée est très facile à reconnaître; mais il n'en est pas de même dans son principe. Aussi, ceux qui prétendent qu'il suffit de l'avoir observé une fois pour la reconnaître toujours, ont distingué la période catarrhale de la période prétendue convulsive. Toutes les maladies sont faciles à reconnaître dans leur plus haut degré de perfection, et si la coqueluche se présente avec les symptômes qui l'ont fait appeler *toux convulsive*, alors elle est dans son acmé, qu'il est facile de reconnaître. Mais le point important en séméiopathologie est de reconnaître la maladie dès sa naissance, dès son premier développement ; car si elle a atteint sa plus grande hauteur, alors l'art ne peut plus guère contre elle. Aussi on fera voir, dans le traitement, les inconvéniens et les suites fâcheuses qui résultent de la coqueluche méconnue ou négligée dans son premier développement, dans son stade catarrhal.

§ 88. La coqueluche se manifeste par une toux sonore particulière, qui a reçu le nom un peu prosaïque (*trivial*) *toux d'ane.* Elle se compose d'expirations extrêmement promptes et d'inspirations formées à plusieurs reprises, accompagnées d'un ton sifflant particulier. Elle a lieu par accès, et ne se termine qu'avec l'expulsion d'une plus ou moins grande quantité de mucus blanc-bleuâtre ou lactescent. Plus tard, cette matière prend une autre couleur et une

autre nature, elle devient lymphatique et puriforme. Dans l'intervalle des accès de toux,
qui observent un certain ordre, les malades
paraissent tout-à-fait bien. La toux dure ordinairement une minute et même davantage,
et revient plus ou moins souvent, suivant la
violence de la maladie. Ainsi la toux sifflante,
formée de promptes expirations, qui ne per-
mettent pas l'inspiration et menacent de suffocation, en imitant le cri de l'âne, caractérise
la coqueluche, dont les accès ne finissent que
par l'étranglement et le vomissement d'une matière muqueuse.

§ 89.—91. Pour donner une explication satisfaisante de ces signes pathognomoniques, il
est nécessaire d'exposer avant tout, la structure et les fonctions du système bronchique,
ce qui achevera de prouver le siége et l'essence
de la coqueluche. Les bronches ont une structure analogue à celle de la trachée-artère et du
larynx. La membrane muqueuse, continue, extrêmement fine, impénétrable à l'air, procédant
de la trachée-artère, formant un canal fermé,
qui se ramifie de plus en plus en canaux plus
étroits et plus fins, jusqu'à ce qu'il se termine par
des vésicules qu'on appelle cellules aériennes,
en est l'organe principal. On y trouve aussi,
comme dans la trachée-artère, des anneaux
cartilagineux, mais qui sont séparés par de plus
grands intervalles et formés de lames cartilagi-
neuses plus minces et moins parallèles entr'elles,
et qui finissent par n'être plus que de petits mor-
ceaux cartilagineux, longuets, irréguliers et pla-
cés sans ordre, de façon que dans les ramifications les plus déliées, la forme cartilagineuse
paraît entièrement cesser, et la forme membra-

neuse rester seule. La forme musculeuse diminue aussi avec la forme cartilagineuse, sans pourtant cesser entièrement avec elle. Les fibrilles musculaires paraissent d'autant plus déliées, qu'elles s'étendent davantage vers les terminaisons les plus fines du canal aérien, dont elles opèrent la contractilité. Les bronches et leurs ramifications sont très riches en vaisseaux, qui leur viennent en partie des vaisseaux bronchiques, et en partie des vaisseaux pulmonaires, qui accompagnent partout les rameaux bronchiques, et pénètrent dans leurs parois, sous la forme la plus déliée, en formant, principalement dans la membrane muqueuse, le réseau vasculaire le plus vif, surtout vers les terminaisons bronchiques et dans les vésicules aériennes, où il est parfait. Or, quoique la polarité artérielle prédomine en général sur la veineuse dans les poumons, pourtant la vénosité prédomine dans le réseau vasculaire des bronches, surtout vers leurs terminaisons, à cause de la plus grande division de l'artère pulmonaire, artère appelée *veineuse*. Ce réseau vasculaire exhale, par des orifices vivans, un fluide, dans les bronches et dans les cellules aériennes, qui sont répandues dans tous les poumons. Le système absorbant est tellement nombreux dans ces organes, qu'il n'y a aucun point où l'on ne trouve des vaisseaux lymphatiques. Mais c'est dans les ramifications bronchiques où il est cependant le plus considérable, comme les glandes absorbantes bronchiques le démontrent. Les nerfs sont aussi très prononcés dans les divisions bronchiques. Plusieurs rameaux de la *paire vague* (*pneumogastrique*) accompagnent les divisions de la trachée-artère et se terminent avec elles, quoiqu'on ne puisse pas les suivre jusqu'aux cellules aériennes. Il est pourtant très vraisemblable qu'ils s'y distribuent, et peut-être en grossissant toujours vers leur terminaison périphérique, d'après la loi générale de la distribution du système nerveux. La fonction du système bronchique est l'oxigénation du sang : si ce système est troublé, ce procédé si important à la vie l'est aussi ; alors l'air ne peut plus pénétrer librement dans les poumons ; et s'il est entièrement empêché, la vie cesse aussitôt.

Il suit de la structure du système bronchique, qu'il appartient aux tissus de l'organisme les plus riches en vaisseaux, et que l'artériellité y prédomine, quoiqu'il soit aussi richement pourvu de veines, de vaisseaux absorbans et de nerfs. Il a évidemment une disposition à l'inflammation par son artériellité ; mais cette inflammation peut prendre un caractère très varié, qui pourra être purement inflammatoire, si l'inflammation se borne au système artériel, mais qui, par le grand nombre de veines, de vaisseaux lymphatiques et de nerfs, deviendra facilement veineux, lymphatique ou nerveux, si l'inflammation attaque ces différens systèmes.

§ 92.—8. Quoique la fièvre ne soit pas ici la maladie primaire et essentielle, elle est pourtant, comme dans toutes les inflammations, le signe le plus important à connaître. Ainsi il faut commencer par elle l'explication des phénomènes de la coqueluche, quoique plusieurs observateurs ne l'admettent pas comme nécessaire. Mais on a déjà vu combien cette prétention est erronée ; et l'auteur regarde comme une vérité incontestable, qu'aucune inflammation ne peut exister sans fièvre : le plus ou moins ne fait rien ici ; mais elle est inévitable dès que la phleg-

masie a saisi le système. On distingue à peine,
dans certains cas , si la fièvre ou l'inflammation
a paru la première. L'apparition de la fièvre
dans les phlegmasies, annonce que l'inflammation
est entièrement formée ; mais comme elle n'est
que le reflet du système primitivement affecté,
elle est aussi plus vive et plus sensible une fois
que l'autre. Si c'est l'artériel , elle se présente
comme *synocha* ; si c'est le veineux , elle est
un *synochus* ; si c'est le lymphatique , elle est
une *intermittente* ; si c'est le nerveux, elle se
présente comme *typhus* (10). Mais comme le
tissu où siége la coqueluche, appartient spécialement au système lymphatique, comme les membranes muqueuses, qui contiennent une si grande
quantité de vaisseaux lymphatiques et de glandes,
on comprend facilement que la fièvre concomitante doit ordinairement garder le type inter-
mittent. Cependant il arrive aussi quelquefois
que le réseau vasculaire est primairement affecté,
et que la fièvre peut ainsi s'élever à la synocha,
d'autant plus que le système bronchique est une
partie importante des poumons, dont les affections sont naturellement disposées à prendre le
caractère purement inflammatoire. La question,
si la coqueluche est un état hypersthénique ou
asthénique , se borne à savoir , si la fièvre qui
l'accompagne , est une pure inflammatoire , ou

---

(10) L'auteur signale ici les quatre grands ordres de
fièvres , qu'il a établis dans sa Thérapeutique spéciale , et
en fait l'application à la coqueluche avec raison. Car on ne
peut se refuser d'admettre qu'elle est différente , suivant
les épidémies, suivant les individus qui en sont affectés,
et suivant une foule d'autres circonstances, qui la rendent
ou plus inflammatoire , ou plus gastrique , ou plus lymphatique, ou plus nerveuse.

si elle est une lymphatique. Quant à celle , si elle est ou non constamment accompagnée de fièvre , elle peut être rangée dans la même catégorie que celle-ci : *est-il un catarrhe sans fièvre ?* or , l'auteur ne le pense pas , comme il l'a déjà démontré dans la seconde partie de l'*Essai sur la Thérapeutique spéciale.* D'ailleurs la fièvre catarrhale, admise si généralement dans les livres , prouve suffisamment , qu'il n'est pas un catarrhe un peu considérable sans mouvement fébrile , et parconséquent que la coqueluche, dont le caractère catarrhal est très prononcé , ne peut exister sans fièvre. Rosenstein , un des meilleurs et des plus impartiaux observateurs, assure que la coqueluche est quelquefois accompagnée d'une fièvre *considérable*, et que d'autre fois elle est à peine remarquable , ce qui est très juste , car il est des cas où elle est à peine sensible. Cependant personne ne prouvera qu'elle peut exister sans aucun mouvement fébrile , et les cas où la fièvre est à peine remarquable , appartiennent aux exceptions.

Comme on admet déjà généralement que la coqueluche a des accès périodiques , qu'elle s'empire de jour en jour , que les accès prennent le *type quotidien*, commencent avec du frisson qui est suivi de chaleur et de sueur , on peut conclure de là que la maladie a un caractère fébrile. Dans le principe, dans le stade qu'on appelle *catarrhal*, la coqueluche est ordinairement peu prononcée et la fièvre peu sensible. Mais lorsqu'elle a pris une certaine intensité, ou qu'elle est arrivée au stade appelé faussement *convulsif*, alors la fièvre est assez remarquable , surtout vers le soir et pendant la nuit ; et si on la méconnaît, c'est parce que les médecins n'observent pas les enfans à cette époque. Ce qui les trompe encore davantage, ce sont les intervalles libres de la coqueluche. Mais ils n'ont rien d'étonnant, si on considère le caractère des fièvres intermittentes, et leur essence fondée sur l'inflammation, comme c'est aussi le cas dans la coqueluche, dont on se convaincra encore davantage, par l'analyse exacte des phénomènes fébriles.

Une température élevée, un pouls fréquent, petit, aussi dur et plein, une peau sèche et brûlante, une soif violente, une céphalalgie considérable, une urine rare et flammée, qu'on observe toujours, principalement dans la première période, le soir et la nuit, ne laissent aucun doute sur la présence de la fièvre dans la coqueluche. Cette fièvre continue ici, comme dans toutes les affections catarrhales, jusqu'à la terminaison qui a lieu par l'expectoration. Si tous les mouvemens fébriles sont disparus, et que le malade entre en convalescence, alors des abus dans le régime font renaître assez souvent la fièvre. Les accès se terminent le plus souvent vers le matin par une sueur générale très copieuse, ce qui ne manque jamais, si les malades restent au lit. La facilité avec laquelle beaucoup d'enfans triomphent de cette maladie, même après une longue souffrance, a rendu les médecins peu soigneux pour l'observer et pour remarquer la fièvre. Les enfans peu en état de rendre compte de leur situation, ont aussi contribué à la faire méconnaître.

La durée extrêmement longue de la fièvre paraîtra ici à beaucoup de monde, une énigme inexplicable. Mais comme l'inflammation peut aussi durer longtemps, il n'y a rien d'étonnant que la fièvre l'accompagne. Et si la fièvre intermittente peut durer des années, on ne peut nier que dans une maladie fondée sur l'inflammation, la fièvre ne puisse s'interrompre pendant vingt-quatre heures et davantage. Dès qu'elle cesse, la maladie va en diminuant, l'exacerbation du soir et de la nuit cesse, la soif diminue, les sueurs cessent, l'urine trouble, muqueuse, devient plus naturelle, et la céphalalgie se dissipe. Ainsi la fièvre est le signe le plus caractéristique de la coqueluche. S'il y avait une coqueluche sans fièvre, il y aurait aussi une coqueluche sans inflammation, ce qui n'est pas probable ; et comme il n'y a pas de catarrhe épidémique sans fièvre, à plus forte raison de coqueluche. Mais comme l'épidémie de coqueluche dure assez souvent un an entier, on conçoit facilement que la fièvre concomitante peut changer de caractère, pendant cette longue durée. Comme elle commence le plus souvent en automne, alors elle prend le caractère catarrhal ; en hiver et au printemps elle s'élève jusqu'au caractère purement inflammatoire ; et en été elle se rapproche plus du caractère gastrique. Il suit donc de là, qu'il n'est pas de coqueluche sans fièvre, que celle-ci est une fièvre des vaisseaux, une synocha, parce que la coqueluche a son siége dans le réseau vasculaire ; mais comme le système des bronches appartient aux tissus muqueux, la fièvre prend facilement le type intermittent, dure longtemps, et tend, dans les récidives, à reparaître comme *synocha.*

§ 99. 100. Le ton sifflant de la respiration et le caractère de la toux appartiennent au diagnostic de la coqueluche ; et on comprend à peine comment on a pu méconnaître sa nature purement catarrhale , puisque la toux est un phénomène constant de la maladie , qui commence et se termine avec elle. Paldame avoit déjà observé avec raison qu'il ne peut exister de toux , que celle qui naît immédiatement de la trachée-artère. On parle avec la langue, on éternue avec le nez, on tousse avec la trachée-artère. Je suis même allé plus loin, j'ai soutenu que la toux n'est point un symptôme, du moins pathognomonique de la pneumonite. La toux n'a lieu ici, que quand la trachée-artère y prend part. Aussi il est risible d'entendre parler d'une toux de l'estomac ; car toutes les fois que la toux est permanente, la trachée-artère souffre immédiatement. Or, le symptôme le plus prononcé de la coqueluche est la toux, donc on ne doit pas chercher son siége ailleurs que dans la trachée-artère (11).

Si l'on considérait avec autant de soin le ton de la toux que la différence du pouls et de la respiration, on ne commettrait pas tant de bévues dans les différentes affections de la trachée-artère. C'est dans le croup qu'il a premièrement attiré l'attention des médecins sur cet objet, et l'on reconnaîtra dans la suite la *laryngite*, la *trachéite*, la *bronchite* et *l'asthme de Millar* mal nommé, au ton de la toux. J'ai déjà dit que le croup doit être appelé *laryngite*, parce qu'on ne peut expliquer le ton de la toux, que par l'af-

---

(11) Ou dans les bronches et dans le larynx ; car on n'ignore pas que l'affection de tout le canal aérien, depuis la glotte jusqu'aux dernières ramifications bronchiques, occasionne la toux, qui n'est qu'un effort de la nature pour expulser tout ce qui gêne le passage de l'air dans les voies aériennes, et empêche l'oxigénation du sang dans les cellules pulmonaires.

fection du larynx. Dans la coqueluche, on ne peut admettre le nom de *trachéite* parce qu'il ne désigne pas assez le siége de la maladie. Celui de toux *asthmatique*, *spasmodique*, serait très expressif, parce qu'il appartient à toutes les maladies qui ont leur siége dans le système bronchique ; mais comme la toux n'est qu'un symptôme, qui ne désigne ni l'essence, ni le siége de la maladie, il ne peut aussi convenir. Du reste, il ne s'agit pas ici de dénomination, mais d'explication du phénomène. Dès que l'air ne pénètre pas facilement dans les vaisseaux aériens, le ton de la voix éprouve une altération. L'enrouement et la toux appartiennent à la trachée-artère, et le poumon peut s'enflammer sans enrouement et sans toux marquée. Dans l'affection de la trachée-artère ou le catarrhe, c'est tout le contraire, la toux et l'enrouement sont les premiers symptômes, qui ont un ton propre qui caractérise la *trachéite*. Dans la coqueluche ou la bronchite, l'enrouement manque entièrement dans la première période ; comme aussi la toux n'est pas très prononcée, parce que la trachée-artère n'y prend aucune part dans le principe. On conçoit la marche lente, cachée, insidieuse de la coqueluche, si on réfléchit qu'elle a son siége dans les bronches et même souvent dans leurs ramifications les plus profondes. Tant que le passage de l'air n'est pas entièrement empêché dans les bronches, la toux n'est pas forte, encore beaucoup moins l'enrouement. Le ton sifflant de la toux n'appartient qu'à la disposition morbifique des bronches, même dans les affections chroniques, comme dans l'asthme des vieillards, où le mucus amassé dans les bronches occasionne le ton sifflant de la respiration, comme nous le verrons encore dans les stades de la coqueluche. \

§ 101.—2. Un autre symptôme qu'il importe d'expliquer, sont les expirations qui se succèdent avec tant de rapidité. Ceux qui regardent la coqueluche comme une maladie nerveuse, ne reconnaissent dans ces expirations successives qu'un état spasmodique. La toux résulte de ce que l'air ne peut pénétrer dans les bronches, à cause de l'amas d'une matière lymphatique sécrétée morbifiquement. Quand l'obstacle est arrivé à son *maximum*, la suffocation a lieu, ou la nature recueille toutes ses forces pour l'éliminer. Pour cela, le système vasculaire se contracte, un sentiment pénible d'oppression, occasionné par le défaut de respiration, précède l'accès ; la circulation est troublée, surtout dans les poumons ; les vaisseaux sont momentanément paralysés, le retour du sang est empêché, le visage se gonfle, devient rouge-bleu. La lymphe morbide passe avec violence des bronches dans la trachée-artère, et y produit une irritation; la toux commence alors, et ne cesse qu'après que l'humeur lymphatique est rejetée ou vomie. On ne peut pas croire que ce vomissement vienne de l'estomac, mais bien de la trachée-artère, comme la matière vomie le démontre déjà. Les expirations se succèdent rapidement, parce que le premier choc une fois donné pour débarrasser les bronches, il n'est plus de repos jusqu'à l'entière expulsion de la matière amassée, comme le prouve le retour prompt de l'accès, s'il manque de forces pour l'opérer. Comme la route à parcourir est très longue, il faut de grands efforts ; et les expirations nécessaires, se succédant rapidement, empêchent l'inspiration, et produisent ce ton particulier de la toux, qu'on a comparé au cri d'une bête de somme bien connue. Ce ton de la coqueluche la distingue du croup , dont le ton est comparé au cri du poulet. Ainsi tout s'explique dans la coqueluche très naturellement du grand effort de la toux et du défaut d'inspiration de l'air , sans avoir besoin de recourir à un état de spasme ou de convulsions, qui n'existe pas. Car , comment cette toux prétendue convulsive , spasmodique , cesserait-elle aussitôt par l'évacuation d'une suffisante quantité de matière, si c'était le spasme qui en fut la cause et non le mucus amassé ? Il suit de là aussi , pourquoi les accès peuvent durer plus ou moins longtemps , revenir plus tôt ou plus tard. Ils sont plus longs , si la matière amassée est plus considérable ; de là les accès nocturnes sont souvent très violens , parce que la sécrétion augmente dans le sommeil et que l'amas devient plus considérable. Les accès sont plus courts , s'ils reviennent plus souvent , comme cela arrive dans le jour par le mouvement , par le parler , etc. Sur la fin de la maladie , les accès sont plus rares , parce que la sécrétion morbifique est moins abondante. Ainsi les épithètes *asthmatique, suffocante, convulsive , spasmodique,* données à la toux de la coqueluche , n'ont aucun mérite , aucune signification.

§ 103. Plusieurs phénomènes de la coqueluche ne sont que l'effet du paroxisme, comme le larmoiement , l'écoulement du mucus nasal , les hémorrhagies qui sont dues au déchirement des vaisseaux, occasionné par les efforts violens de la toux , d'où le sang coule du nez , de la bouche , des oreilles , des yeux et des poumons. La privation de l'air , même momentanée , occasionne un engourdissement qui fait tomber les

malades

malades, s'ils ne saisissent pas assez promptement quelque appui, et l'urine et les selles s'écoulent involontairement. Tous ces accidens ne cessent ordinairement que quand les glaires sont expectorées ou vomies, et on ne peut les soulager qu'autant qu'on en connaît la cause.

§ 104.—6. Il importe aussi de considérer les changemens que ces accès opèrent dans les bronches. Comme elles sont destinées, d'un côté, à l'oxigénation du sang, et de l'autre, à sa carbonisation, de là ces deux fonctions souffrent, lorsque l'air atmosphérique ne peut pas les pénétrer. Le défaut d'oxigène augmente la coagulation de la lymphe et le danger de la suffocation. Comme l'homme ne peut pas vivre un instant sans air, les enfans tombent pendant l'accès dans une mort apparente, et prennent un aspect effrayant, ce qui rend cette maladie une des plus formidables. Il ne suffit pas que l'air pénètre dans la trachée-artère, il faut encore qu'il pénètre librement dans les bronches, autrement la suffocation est imminente. La trachée-artère n'est réellement qu'un canal, qu'un tuyau de passage ; mais les bronches sont le réceptacle où l'air agit et reçoit les modifications nécessaires à la respiration, qui est la fonction la plus importante à la vie ; d'où suit nécessairement la gravité de la bronchite, et l'explication de cette foule de phénomènes qui accompagnent la coqueluche, en vertu de la réaction qu'exerce la respiration sur toutes les autres fonctions du corps. Elle a l'influence la plus directe sur la carbonisation du sang et sur la circulation, d'où la température s'élève, surtout pendant l'accès et dans la nuit, et s'accompagne d'un pouls très accéléré. Le sang est très carbonisé et couenneux , surtout dans son acmé , et a ainsi une grande disposition à rallumer sans cesse l'état d'inflammation. Tant que se renouvelle cet état d'inflammation , les enfans, même hors de l'accès , sont sans appétit , tristes , capricieux ; la figure est altérée, le visage bouffi , les paupières enflées , la soif vive , la peau sèche , le pouls accéléré. Si les enfans se trouvent bien hors de l'accès , l'inflammation est dissipée ou considérablement diminuée.

§ 107.—8. Pour mieux connaître la coqueluche , il importe de considérer en particulier ses différens stades , qui sont aux nombre de trois , d'après l'opinion générale , et qu'on ne peut révoquer en doute, comme dans toutes les maladies importantes , savoir : le stade de formation , le stade d'augmentation et le stade de décroissement. Si les observateurs et les écrivains étaient partis de ce point de vue , il n'y aurait plus qu'à signaler les différens symptômes de ces trois périodes de la maladie. Mais on a fait tout autrement en les distinguant , le premier, sous le nom de stade *catarrhal ;* le second, sous le nom de stade *convulsif ;* et le troisième , simplement sous le nom de *période de diminution.* On a commis l'erreur de séparer trop tranchément le stade *catarrhal* du stade *convulsif*, et la plupart des médecins n'ont regardé le catarrhe que comme un précurseur de la coqueluche , et non comme une affection qui lui est essentielle. Notre tâche sera principalement de démontrer que le stade appelé *convulsif* n'est pas différent de celui appelé *catarrhal* , seulement , l'un montre que la maladie se forme , tandis que l'autre la présente toute formée.

§ 109. La loi sur la succession des symptômes

mérite aussi d'être prise en considération. Elle éclaire sur les phénomènes et sur leur disparition ; elle donne l'analyse et la distinction des stades, dont le passage de l'un à l'autre n'est que l'apparition et le développement de nouveaux phénomènes, ou leur disparition insensible, comme l'auteur l'a déjà indiqué dans d'autres formes de maladie.

§ 110. La coqueluche est une affection catarrhale, depuis son principe jusqu'à la fin. Elle commence avec la toux, et finit avec elle, qui est le symptôme le plus durable. Cette toux est peu marquée dans le principe ; elle s'accompagne des accidens généraux du catarrhe, comme un certain mal-aise dans tout le corps, de l'humeur, de l'abattement, le regard fatigué, les yeux troublés, de fréquens éternuemens, du coryza, de la céphalalgie, des frissonnemens, un froid passager, une chaleur fugace, un sommeil agité. Pendant les sept jours que dure la première période, la toux est sèche, peu forte, et l'expectoration blanchâtre, muqueuse et insignifiante ; c'est le stade de la formation de la maladie. Le deuxième stade se trouve déjà peint dans ce tableau, quoique les symptômes ne soient que faiblement esquissés. La toux porte déjà en soi le caractère de la coqueluche. Elle paraît à des intervalles remarquables, et a de longs accès, ce qui n'est pas le cas du catarrhe ordinaire, dont la toux n'a aucun temps déterminé et a lieu seulement par secousses. Les enfans qui peuvent se faire entendre, se plaignent d'un sentiment d'oppression dans la poitrine, et de difficulté de respirer dans chaque mouvement, surtout en parlant, en marchant, en montant un escalier. L'obscurité des phénomènes dépend de ce que le siége de la maladie est profondément situé dans les bronches , et de ce que la trachée-artère et les poumons se trouvent encore libres dans ce stade. La toux est faible , parce que la trachée-artère n'y a pris encore que peu de part , et la fièvre est peu marquée , parce que les poumons sont encore libres. Même au deuxième stade, elle se présente comme intermittente, parce que sa constitution est catarrhale. Plusieurs symptômes, déjà rapportés dans la première période, prouvent que la maladie attaque non seulement le système bronchique , mais aussi en même temps plusieurs autres membranes muqueuses. C'est presque toujours le cas où la maladie règne épidémiquement, ce qui la distingue de la maladie sporadique. Aussi un catarrhe épidémique est presque toujours accompagné de coryza , d'ophthalmie et de céphalalgie , qui deviennent très prononcés dans le deuxième stade. La céphalalgie est surtout très sensible dans la plus grande violence de la coqueluche. A la vérité, dans le premier stade , les bronches sont déjà enflammées , mais cette inflammation marche lentement, comme toutes les lymphatiques. La sécrétion morbifique n'a pas encore lieu , ou du moins en petite quantité , l'air peut encore pénétrer, l'oxigénation du sang continue à se faire , la toux n'est pas encore suffocante dans ses accès.

§ III. Tout cela donne l'explication de la différence apparente des symptômes du premier et du deuxième stades de la coqueluche. Ce deuxième stade commence au septième , au onzième, ou au plus tard, au quatorzième jour de la maladie. Ce n'est qu'un état plus élevé de l'inflammation des bronches, qui ne mérite point le nom de *stade convulsif*, dénomination qui non seulement est erronée , mais aussi dangereuse sous certains rapports. Alors la forme de la maladie est non seulement très prononcée, mais aussi elle commence déjà à passer dans une autre (12).

§ 112.—15. Ce deuxième stade se caractérise par une toux extraordinairement violente, composée d'expirations convulsives, qui se succèdent·rapidement, et qui sont suivies d'une violente inspiration, un resserrement de la trachée-artère, un ton sifflant et retentissant de la toux, qui ébranle tout l'organisme dans ses accès. Le visage devient rouge-foncé , bouffi ; les yeux saillans, les lèvres d'un rouge-bleuâtre ; la congestion du sang vers la tête, et les commotions de la toux, sont si fortes , qu'elles occasionnent souvent des hémorrhagies par le nez, par la bouche, par les oreilles et par les poumons. La conjonctive se tuméfie, et le blanc des yeux s'ecchymose. Souvent les enfans ont un pressentiment de l'accès, qui, s'il est violent, s'accompagne d'un tremblement général et de convulsions, qui font tomber les enfans. Il dure plus ou moins ; deux, trois , quatre , quelquefois même six minutes , et se termine par une expectoration d'humeur lymphatique , ou par un vomissement suffocant, où souvent les alimens

---

(12) Cette autre forme que l'inflammation commence à prendre ici, n'est autre que sa terminaison en sécrétion d'un mucus puriforme , qui est rejeté à la fin de chaque accès et qui devient la crise propre de la coqueluche. Ainsi le second stade peut être considéré comme la terminaison critique du premier, ce qu'on observe dans beaucoup d'autres maladies , surtout dans les exanthêmes.

et les boissons, pris peu de temps auparavant,
sont rejetés. Il n'observe aucun type déterminé
et reparaît souvent après un quart d'heure ou
une demi-heure ; et vers le déclin de la maladie,
seulement après trois, quatre et même six heures.
Il revient ordinairement après avoir mangé ,
après la colère , la peur ou la vue d'un autre
enfant qui tousse , et vers le soir. Le pouls est
vite , plein , dur et petit ; même dans les intervalles libres , il res·e fébrile pendant la première période du deuxième stade. L'urine est
louche, sédimenteuse , flammée, rarement claire
et aqueuse ; elle demeure épaisse , glaireuse
et alternativement d'un rouge de sang , si la
maladie augmente et menace de prendre une
mauvaise tournure. Après l'accès , les enfans
paraissent bien portans, retournent à leur jeu,
mangent avec avidité ; cependant si on les observe attentivement , ils sont tristes , moroses,
et deviennent par la suite pâles et maigres. L'expectoration est très variée , ténue , visqueuse,
blanchâtre , jaunâtre, lymphatique, puriforme.

Les enfans sont avertis du retour de l'accès
par un sentiment d'angoisse, de chatouillement,
de picotement dans la région précordiale , de
resserrement dans la poitrine et dans la trachée-
artère. Ils se plaignent quelquefois d'étourdisse-
ment, de vertige. De là ils cherchent quelque
appui solide , et semblent , en se penchant ,
trouver du soulagement. Ce stade dure ordinairement trois, six , aussi douze semaines. Si
la maladie est abandonnée à elle-même , la toux
cesse peu à peu, les accès diminuent , ou bien les
malades en deviennent les victimes, lorsqu'elle
est arrivée dans sa plus grande hauteur. Le ton
sifflant et retentissant de la toux est une suite

(71)

nécessaire du passage intercepté de l'air dans les bronches , qui se remplissent de matière lymphatique morbide. L'effort pour expulser cette matière produit des expirations précipitées, qui se trouvent ensuite remplacées par une profonde et rapide inspiration , qui distend subitement la trachée-artère et les poumons, et produit ce son particulier. De cette suppression de la respiration naît cette foule de symptômes , qui accompagnent l'accès , comme le spasme , les convulsions , qui ont donné le nom à la maladie de *toux convulsive*, qui ne repose que sur une fausse idée , et mène à des conséquences erronées, comme on l'a déjà dit. Les enfans sont avertis de l'accès par le mouvement de l'air intercepté dans les bronches , et par l'effort que font ces conduits pour se vider. La durée des accès dépend de la plus ou moins grande quantité de matière morbifique , comme leur retour plus ou moins précipité dépend de la sécrétion plus ou moins rapide des glaires , d'où ils reviennent plus souvent dans l'acmé de la maladie. Mais aussi tout ce qui peut irriter directement ou indirectement le système de la trachée et des bronches , peut appeler l'accès , comme beaucoup parler , rire , l'ingestion d'alimens et de boissons qui dilatent l'estomac et compriment la poitrine, etc. C'est dans ce stade que la fièvre se manifeste le plus vivement , et que le pouls éprouve différentes altérations , qu'il devient surtout fréquent et plein pendant l'accès, et que les exacerbations ont lieu vers le soir et pendant la nuit.

§ 116. Le bien-être apparent des enfans après le paroxisme , s'explique naturellement de ce que la *matière peccante* a été rejetée. Cette matière varie suivant son état de coction ; et dès que l'état inflammatoire cesse, les crachats deviennent plus cuits, comme dans le catarrhe et dans la pneumonite ; d'où les observateurs s'accordent à admettre, que la coqueluche est dans son déclin, lorsque l'expectoration devient plus épaisse, plus puriforme.

§ 117. La durée de la coqueluche, comme de toutes les affections catarrhales, est longue et indéterminée. Le catarrhe simple, ou *trachéite*, dure assez souvent trois ou six semaines et davantage. Toutes les inflammations lymphatiques tendent à se terminer lentement, et si le stade dit *catarrhal* dure souvent quatorze et même vingt et un jours, on ne doit pas s'étonner que la coqueluche exige souvent six à neuf semaines pour sa terminaison. Comme on n'a employé jusqu'à présent aucun traitement rationnel et *conséquent*, on ne peut pas décider combien elle durera avec un tel traitement et un régime soigné.

§ 118.—19. Le troisième stade, la période du déclin, est brièvement traité par les observateurs, et n'a de remarquable que ses phénomènes, qui se réduisent à une toux simple, parce que d'après la loi de la succession des symptômes, comme elle a commencé la maladie, elle doit aussi la terminer, et comme la fièvre n'était pas encore très prononcée dans le premier stade, elle peut aussi manquer dans le dernier. Cependant la toux continue, elle est même encore sifflante, spasmodique, parce que la sécrétion morbifique continue et que l'expulsion de la matière ne peut avoir lieu de si loin sans effort. Mais cette matière morbide rejetée par la toux a déjà perdu de sa nature lymphatique

puriforme, elle est plus muqueuse ; le vomissement n'a plus lieu, les accès de toux reviennent
plus rarement, quoique toujours assez vifs pendant la nuit ; l'appétit renaît , la mauvaise
humeur des enfans diminue sensiblement, mais
les sueurs nocturnes continuent, toutefois avec
soulagement. Elles sont dues à ce que la fonction de la peau a été longtemps supprimée ; car
quoiqu'il y en ait au deuxième stade , pourtant
elles sont très rarement générales ; et elles n'ont
lieu que dans des places particulières , comme à
la tête et à la poitrine. Ce troisième stade se
termine rarement avant vingt et un jours, et
alors commence la convalescence , où tous les
accidens morbifiques ont disparu , quoique les
forces soient encore affaiblies.

CHAPITRE XI.

Influences.

§ 120.—1. La coqueluche est une maladie
épidémique , de l'aveu de presque tous les médecins , qui en ont écrit ; ce qui suppose déjà
qu'elle a pour cause des influences climatiques ,
et qu'elle est une affection inflammatoire fébrile.
Elle attaque parconséquent plusieurs personnes
à la fois, et se trouve rangée avec raison , comme
la rougeole et la scarlatine , parmi les maladies
de l'enfance. Cependant elle a aussi ses modifications , et n'attaque pas toujours un très grand
nombre de personnes , mais seulement une partie
de celles qui ne l'ont pas encore éprouvée. Ainsi
elle se montre quelquefois plus générale , d'autre
fois plus particulière. Même une coqueluche

sporadique n'est pas un cas impossible, quoiqu'il soit extrêmement rare, et alors c'est plutôt une *bronchite*, puisque ces deux espèces de maladie sont, sous un certain rapport, des situations identiques. La coqueluche sporadique est plus rare dans les enfans que dans les adultes. Le caractère climatique, atmosphérique, de la coqueluche en général, prouve aussi qu'elle n'est pas une maladie nouvelle, puisqu'elle peut avoir régné dans tous les temps. Mais les maladies proprement contagieuses, et qui ont un miasme spécifique, parmi lesquelles on ne peut pas compter la coqueluche, peuvent être considérées comme nouvelles, dans notre partie du monde.

§ 122.—4. On ne connaît rien de certain sur son retour périodique, qui est quelquefois long, d'autrefois précipité. En France, elle fit de très grands ravages en l'an 1414, 1510, 1558 et 1580. En Orient, elle fut observée pour la première fois en 1580, et se répandit ensuite en Italie, où elle sacrifia beaucoup de monde, ainsi qu'en Espagne, où la reine Anne, femme de Philippe II, en fut victime. Elle régna en même temps en France, en Angleterre, en Allemagne, et dans les pays du nord. Elle fut l'épidémie la plus violente et la plus générale qu'on ait jamais observée. Elle régna aussi épidémiquement à Londres, en 1669 et 1670 ; en Allemagne, en 1709, en Suisse, en 1712. Elle parcourut non seulement toute l'Europe, mais aussi la Jamaïque, le Méxique, le Pérou, en 1732—33. Elle fit de grands ravages à Plymouth, en 1732-39-43-44-47 ; à Londres, en 1749 ; dans les Pays-Bas, en 1747-50-51 ; en Suisse, en 1755 ; en Suède, en 1745-47-48-49, jusqu'à 1764 ; aux Barbades,

en 1753 ; en Allemagne, et dans plusieurs endroits, en 1768 et 69-75-79-80 ; en Angleterre,
en 1767 ; en Italie, en 1781. On l'observa dans
quelques provinces de l'Allemagne, au printemps de 1790, où il périt beaucoup d'enfans.
On voit de là que la coqueluche règne assez
souvent, quoique dans des régions éloignées, et
se repand quelquefois dans tout un grand pays,
comme la France, l'Angleterre, l'Allemagne,
et attaque surtout les plus grandes villes. Elle
se répandrait encore beaucoup plus généralement, si elle était aussi contagieuse que la variole, la scarlatine et la rougeole.

Il est sans doute étonnant que la coqueluche,
qui est une affection catarrhale, revienne si rarement et passe souvent plusieurs années sans
reparaître, tandis que le catarrhe ordinaire
paraît souvent, comme maladie annuelle. J'en
trouve la raison, dans ce que la trachée-artère
est plus immédiatement exposée aux influences
extérieures que les bronches, qui sont situées
plus profondément. Chaque maladie exige pour
se former une disposition, qui paraît se trouver
plus fréquemment dans la trachée-artère que
dans les vaisseaux aériens (*bronchiques*). C'est
aussi parce que le larynx se trouve plus exposé
que les bronches, que le croup est plus fréquent
que la coqueluche (13).

---

(13) Il n'est rien moins que prouvé que le croup soit plus
fréquent que la coqueluche. Au contraire, de l'aveu de l'auteur, beaucoup de médecins très employés vieillissent dans
la pratique de la médecine, sans en avoir vu aucun exemple ;
et nous avons prouvé dans la *Thérapeutique spéciale*, que
c'est une maladie encore peu connue et souvent confondue
avec d'autres affections du larynx, tandis que la coqueluche est une maladie très bien connue et souvent décrite,

§ 125.—7. Les momens qui prédisposent à la coqueluche , sont plus importans et plus difficiles à connaître , que ceux qui la déterminent. Si la disposition existe une fois, il manque rarement des influences pour déterminer la maladie. Une atmosphère froide, humide, paraît disposer à la coqueluche , puisque les observateurs sont d'accord sur son apparition en automne ou au printemps. De même le premier âge y est plus disposé , non comme on le prétend souvent , parce que les enfans ont une trop grande sensibilité et mobilité des nerfs , mais à cause de leur nature lymphatique. C'est aussi évidemment, ce qui dispose à beaucoup d'autres maladies de l'enfance , surtout à celles connues sous le nom d'affections catarrhales ; d'où plusieurs observateurs ont admis une disposition cacochymique, comme cause prochaine de la coqueluche , mais qui n'est elle-même qu'un effet du système lymphatique dominant. Ainsi les pathologistes se trompent souvent, en confondant la prédominance d'un système avec son état de faiblesse ; le cas où la fonction est élevée , avec celui où elle est abaissée. Si la disposition du système lymphatique est exaltée , alors il sécrète trop de mucus, et la prétendue constitution cacochymique s'établit. Les enfans qui se trouvent dans cette disposition , et dont les vaisseaux sont remplis de mucus , sont très sujets à la coqueluche et en sont vivement affectés. Non seulement l'état trop élevé du système lympha-

---

comme maladie épidémique , depuis nombre de siècles , peut-être depuis toujours, mais sous d'autres noms, comme celui *d'angine de poitrine* , de *fausse péripneumonie* et de *catarrhe pulmonaire.*

tique, mais aussi son état de faiblesse, son défaut d'énergie y dispose ; comme, d'après les observateurs, tout régime trop chaud à cet âge, tout ce qui relâche et affaiblit le solide vivant ; un sommeil trop long, un excès d'alimens farineux et de boissons chaudes, comme le thé et le café, une vie trop sédentaire, des études trop appliquantes et prématurées.

§ 128. — 9. Quoique toutes ces causes ne puissent pas être comptées parmi les momens prédisposans de la coqueluche, pourtant elles peuvent du moins l'aggraver. Aussi telle épidémie est légère, et telle autre pernicieuse, par telle ou telle influence prédisposante, et fait plus ou moins de ravages. Cependant il est aussi des cas particuliers où la coqueluche peut naître sans prédisposition, ou du moins être très peu marquée, comme si elle prend le caractère contagieux, dont la violence puisse sans cela triompher de l'organisme.

§ 129. Dès que la disposition existe, tout changement subit de température fait naître cette maladie. L'air humide, froid ou chaud, surtout s'il devient sec tout-à-coup, est très propre à produire cette toux. Comme c'est une maladie inflammatoire, l'air froid y contribuera principalement. Déjà le réfroidissement l'empire le plus souvent et occasionne des rechutes. Il n'est pas nécessaire, pour expliquer ceci, d'avoir recours à une transpiration répercutée, puisque l'action immédiate du froid sur la trachée-artère et sur le système des bronches, peut déjà produire la coqueluche. Cependant on ne peut pas nier que l'exhalation promptement supprimée ne l'aggrave, et ne puisse même la rappeler ;

et on connaît assez la sympathie de la peau avec le système trachéal.

§ 130 —2. L'épidémie de coqueluche qui a régné l'année dernière, 1815, dans presque toute l'Allemagne, et qui continue encore, a paru par un prompt changemen! de l'atmosphère, dont la constitution a été très bien decrite par Hinze : « La constitution du temps de l'automne précédent, fut une des plus constantes que j'ai jamais observées dans ce pays (la Silesie), depuis le commencement d'octobre jusqu'à la fin de décembre, mais pourtant extrêmement nuisible à la santé. Nous eûmes presque constamment le vent sud, sud-est, ou sud, sud-ouest. Le baromètre monta rarement au dessus de 26° 8' 3" ; sa moindre élévation fut de 26° 3' 5" ; sa plus haute de 26° 9' 8". Nous eûmes seulement pendant deux jours un commencement de froid. Les violens mouvemens de l'air, qui devinrent des orages en décembre, ne changèrent point la température chaude et élevée ; aux pluies douces succédaient des vents rigoureux qui amenaient des nuages épais, des jours nébuleux ; le changement subit de température se répétait plusieus fois en vingt-quatre heures, et présenta jusque vers noel, pendant les trois mois d'automne, les phénomènes météorologiques ordinaires. Les maladies dominantes dans cette saison, comme les rhumatismes aigus et chroniques, les affections des membranes muqueuses, des organes muqueux, la *pleurésie*, la *péripneumonie bilieuse*, les catarrhes du poumon et du nez, les inflammations de toute la membrane qui tapisse la gorge ; la luette, les amygdales, la *coqueluche*, l'asthme de Millar, furent évidemment dues à cette constitution du temps, qui a entretenu constamment la *diathèse catarrhale* et *rhumatique dominante*, jusqu'à la fin de l'année ». (*voy.* Journ. de Médecine pratique, publié par C.-W. Hufeland et J.-Ch.-Fr. Harles, 1815, 9 septembre). Telle fut aussi parmi nous la constitution du temps, dans ses plus petites modifications, qui précéda et accompagna l'épidémie de la coqueluche. La *diathèse catarrhale*, *rhumatique*, dominait partout, et l'été de 1815 ne fut pas de nature à changer quelque chose à la disposition inflammatoire des maladies dominantes. Aussi la coqueluche a paru dans le sud de l'Allemagne, comme en Silésie, depuis l'automne de 1815 jusqu'en janvier 1816, époque où elle n'a pas encore cessé entièrement. Elle a été évidemment entretenue par un changement extraordinaire du temps. La constitution froide et humide s'est surtout très prononcée, et a confirmé l'assertion des anciens observateurs, qu'elle est la cause prédisposante et occasionnelle de la coqueluche.

Il n'est pas nécessaire de rappeler ici, que tous ces momens déterminent spécialement les affections catarrhales inflammatoires, et qu'ils n'ont aucune vertu pour produire une maladie nerveuse. Si l'on avait seulement examiné avec impartialité la constitution du temps, qui favorise la coqueluche, on se serait déjà convaincu de sa nature catarrhale inflammatoire et non nerveuse. Du moins, si on l'avait considérée comme une inflammation d'espèce sensible, *nerveuse*, cela aurait eu quelque sens, quelque fondement.

§ 133.—35. La coqueluche est-elle contagieuse, a-t-elle un principe contagieux ? L'auteur

pense que toute maladie épidémique peut devenir
contagieuse dans ses progrès , comme l'expérience le prouve du catarrhe en général (14);
car , toute matière morbifique sécrétée , surtout dans les maladies fébriles , peut modifier
l'organisme de manière à y produire la même
maladie. Ainsi le coryza , le catarrhe , la dysenterie , et tous les exanthêmes aigus, sont contagieux. Mais l'infection n'a lieu que quand la
période de sécrétion morbifique a commencé;
car tant que dure la période d'inflammation
vive , ou , suivant les anciens , l'état de crudité,
où il ne se fait aucune sécrétion, la contagion
ne peut avoir lieu. Mais comme cette sécrétion
peut avoir lieu plus tôt ou plus tard, il suit de là
que la contagion peut aussi se présenter une fois
plus tôt, une autre fois plus tard. La matière
de la contagion ne paraît être qu'une sorte de
gaz hétérogène, formé dans l'organisme animal.
Plus cette matière se dégage abondamment, plus
facilement la contagion a lieu. Un organisme est
plus capable de la dégager , et un autre plus
susceptible de la recevoir. Les personnes dont
les fluides sont naturellement corrompus, qui
sont mal nourries et qui négligent la propreté,
communiquent plus facilement la contagion ,
parce que toutes leurs exhalations sont contagieuses.

---

(14) C'est bien gratuitement, que l'auteur suppose ici la
propriété contagieuse du catarrhe en général. Car je ne
connais aucun fait , aucune expérience qui le prouve ; et
c'est la première fois que j'entends dire qu'un rhume, qu'un
catarrhe , qu'un coryza peut se communiquer par *contagion*. Si une telle maladie est contagieuse , je n'en connais
pas qui ne puisse mériter ce nom. *Credat judœus Apella ,
non ego.*

D'après

D'après cette supposition , on conclura facilement comment je juge de la contagion de la coqueluche , et pourquoi je suis d'accord avec les observateurs qui la regardent comme une maladie contagieuse. J'en suis d'autant plus convaincu , que j'ai vu , dans l'épidémie actuellement régnante , passer la contagion même aux bonnes et aux mères (15). Elles furent atteintes d'un catarrhe , qui portait en soi tous les traits de la coqueluche , mais qui pourtant eût cédé promptement , si elles eussent eu de suite recours aux soins et au traitement convenables. La preuve que les auteurs donnent de sa vertu contagieuse , est fausse , savoir qu'elle infecte peu à peu tous les enfans , si une fois elle pénètre dans une maison ; car dans la dernière épidémie , j'ai vu des familles où des enfans ont été malades , et d'autres épargnés , quoique demeurant dans la même chambre. On ne peut admettre un miasme propre dans la coqueluche , mais seulement une atmosphère chargée de vapeurs morbifiques , qui transmet la contagion à ceux qui y sont disposés. Mais cette disposition ne consiste ni

---

(15) Que les bonnes et les mères gagnent la coqueluche , ou une toux d'accès dans une épidémie, cela n'est pas plus étonnant et ne dépend pas plus de la contagion , que toute autre maladie épidémique , qui n'a aucun rapport à la contagion. Si les influences atmosphériques favorisent une maladie , nous ne voyons pas pourquoi les gardes malades , les bonnes , les mères des enfans malades , ne gagneraient pas cette maladie , puisque chez eux le physique et le moral sont déjà souvent mal disposés et plus susceptibles des impressions morbifiques. Du reste , l'auteur ne refuse-t-il pas lui - même à la coqueluche une propriété contagieuse , lorsqu'il n'admet aucun miasme propre et qu'il exige pour sa communication prétendue contagieuse , une atmosphère impure et chargée d'exhalaisons ou de gaz délétères et non respirables.

dans la faiblesse , ni dans la cacochymie , mais
bien dans une affinité intime avec la matière
contagieuse. C'est pour cela qu'on voit quelquefois les enfans de la plus forte constitution ,
affectés de la coqueluche , tandis que d'autres ,
beaucoup plus faibles, en sont exempts dans la
même famille , comme on l'observe dans presque toutes les épidémies , et dans toutes les maladies contagieuses. On ne peut comprendre ,
encore moins expliquer , comment il existe de
l'affinité entre la matière influente et la constitution organique. Cependant il paraît à l'auteur
que la plus grande *réceptivité* (capacité) pour
la contagion est plus dans les fluides que dans
le système nerveux , puisque la matière y est
plus développée. On ne peut nier que la matière
contagieuse ne soit absorbée par le système lymphatique , et que l'altération des fluides la précède
comme dans la variole naturelle et dans la vaccine. Les exhalations qui saturent l'atmosphère
dans un espace resserré , sont la matière étrangère qui apporte la contagion. Rarement les
enfans sont atteints de la coqueluche dans une
atmosphère pure , parce que la matière contagieuse paraît en général peu volatile. C'est tout
autrement dans les exanthêmes , la quantité de
la matière est plus grande , et sa qualité plus
volatile , comme le prouve déjà l'odeur que répandent la variole et la rougeole. Cependant
l'haleine peut être très corrompue et très volatile
tile , d'où il est nécessaire pour garantir les
enfans de l'infection, de ne pas permettre qu'ils
approchent trop près des malades. Aussi l'expiration d'un enfant malade , qui passe immédiatement dans un enfant sain , peut l'infecter
promptement. Sous ce rapport , rien n'est plus

dangereux que les baisers, et c'est ainsi que plusieurs personnes ont trouvé la contagion et la mort dans la dernière épidémie de typhus. On a souvent agité la question, si on peut avoir deux fois la coqueluche ; mais quoique les cas de cette espèce soient rares, pourtant ils ne sont pas impossibles, puisqu'il est à peine une maladie contagieuse dont on ne puisse être affecté deux fois, sans excepter la peste, la variole et le typhus contagieux. Pour qu'une maladie ne puisse pas avoir lieu une seconde fois, il faut que le tissu où elle a son siége, éprouve une altération telle, qu'il ne soit plus susceptible d'une pareille affection. Celui qui a facilement triomphé d'une maladie, est plus en danger de la gagner une seconde fois. La variole, la scarlatine, la miliaire, la rougeole, en ont donné des preuves. Mais si quelqu'un a triomphé d'une maladie contagieuse dans toute sa violence, on peut assurer qu'il en sera exempt à l'avenir (16).

CHAPITRE XII.

Terminaisons et Pronostic.

§ 136. La coqueluche, comme toutes les maladies aiguës, se juge et passe, ou à la santé, ou à d'autres maladies, ou à la mort. Il est rarement question de crise dans les auteurs, parce que la plupart l'ont prise pour une maladie nerveuse. Si le premier stade est bien

---

(16) Cette règle est beaucoup trop générale ; car la gale, la vérole, maladies essentiellement contagieuses, de l'aveu de tout le monde, sont loin de garantir d'une nouvelle infection, quelque violentes qu'elles soient.

traité, la coqueluche se juge comme toutes les affections catarrhales, par la sueur, par un sédiment dans les urines, et par l'expectoration. Comme on a distingué le stade catarrhal, de la coqueluche, on n'a pas fait beaucoup d'attention à ce stade, et parconséquent à la crise. Mais dès que la coqueluche a paru entièrement formée, il s'est établi d'autres rapports ; la crise a traîné en longueur, ou plutôt la maladie a commencé à former une autre terminaison, qui ne peut être aussi prompte que celle de la pneumonite, à raison que la coqueluche est une affection catarrhale profonde qui s'étend jusque dans les poumons ; c'est la raison pourquoi, même dans les cas les plus favorables, la crise n'a pas lieu avant le quatorzième ou le vingt-unième jour. J'ai déjà dit que dans chaque maladie aiguë il y a une double crise, l'une spéciale à l'organe affecté, et l'autre à la fièvre concomitante, au système souffrant. Comme les sécrétions sont supprimées dans chaque maladie inflammatoire, la crise ne commence que quand elles se rétablissent ; celle qui est la première supprimée est la dernière à se rétablir, d'après la loi de la succession des symptômes. Ici, comme dans toute affection catarrhale, la sécrétion du mucus est diminuée, même supprimée dans le système trachéal ; c'est pourquoi dans le premier stade la toux est sèche et il n'y a pas d'expectoration ; dès qu'elle s'établit, l'inflammation locale, la phlegmasie diminue, et la crise consiste même dans une expectoration cuite, *sputa cocta*. Les sécrétions troublées pendant le cours de la maladie, sont celles de la peau, des reins et du canal intestinal. La transpiration, l'urine, les selles, sont altérées,

diminuées , souvent entièrement supprimées. Si
la crise a lieu dans le premier stade , elle est
annoncée par un changement favorable dans les
urines, qui sortent avec plus d'abondance et ne
sont plus aussi muqueuses, mais accompagnées
d'un sédiment qui se précipite au fond du vase.
La peau devient plus moite et perd sa chaleur
sèche et brûlante ; il s'établit des transpirations
et des sueurs : alors la toux diminue et n'est
plus aussi sèche et aussi sonore ; l'expectoration
commence à la vérité sous une forme lymphatique, mais elle devient ensuite plus cuite, plus
puriforme, et la coqueluche se termine ainsi
critiquement, au moyen de soins et d'un bon
traitement, le quatorzième ou le vingt-unième
jour.

§ 137.—8. C'est une erreur de croire que la
coqueluche doit parcourir toutes ses périodes ,
et ne peut se terminer qu'en six, neuf ou douze
semaines , comme on l'a dit avec aussi peu de
fondement du typhus contagieux et de beaucoup
de maladies exanthématiques. Si elle ne se termine pas comme nous venons de le dire , elle
arrive alors au plus haut degré de violence , et
se caractérise par une toux appelée suffocante,
et présente dans cette période les mêmes symptômes qui avaient déjà paru dans la première ,
seulement avec moins de violence , comme on
s'en convaincra facilement par une juste appré-
ciation. Tout dépend ici de ce que l'inflammation du système bronchique augmente et
s'enfonce de plus en plus , et de ce que les fonctions des vaisseaux aériens s'altèrent davantage.
Comme il n'y a eu aucune crise , les vaisseaux
sont pleins d'une humeur stagnante , et la décision reste incertaine et traîne en longueur.

C'est ici comme dans toutes les maladies aiguës,
si la crise ne se fait pas en temps opportun ;
ainsi , dans l'inflammation des poumons, la terminaison est incertaine , si la crise n'a pas lieu
au septième ou au quatorzième jour.

§ 139.—40. Tout ce qui se fait à une époque
plus éloignée , appartient à une terminaison
imparfaite ou partielle , comme les accès périodiques de toux avec suffocation , avec vomissement ou expectoration. Les accès sont des
mouvemens critiques pour expulser la matière
puriforme qui remplit les bronches. La sueur
et l'urine sédimenteuse qui accompagnent aussi
la coqueluche à une époque éloignée, sont dues
à l'état fébrile qui dure souvent très longtemps.
On a déjà démontré que l'inflammation et la
fièvre se rallument toujours de nouveau , si l'oxidation du sang est troublée dans les bronches.
Les exacerbations fébriles sont si évidentes pendant la nuit , que personne ne peut les méconn-
naître , mais leurs crises sont partielles et n'ont
lieu que par les sueurs et les urines. La sécrétion
morbifique est une crise elle-même ; mais dès
qu'elle n'est plus salutaire, et qu'elle consume
l'organisme , l'art doit l'arrêter.

§ 141. La coqueluche qui ne se juge pas critiquement , passe à d'autres maladies , surtout à
la phthisie pulmonaire , mais muqueuse , parce
que son siége est déjà dans les bronches , et,
suivant le témoignage des auteurs , elle passe au
rachitis , à *l'atrophie*, aux *scrophules* et à *l'hydropisie.* On comprend d'autant mieux ces terminaisons , que les maladies citées ont toutes
leur siége dans le système lymphatique , auquel
aussi la coqueluche appartient. L'inflammation ,
disent les observateurs , a quelquefois lieu dans

les poumons et se termine par la suppuration,
d'où naissent la phthisie et le marasme. L'inflammation et la suppuration ont lieu aussi, par
les violentes commotions, dans d'autres viscères,
et se terminent par la mort. Les violens efforts
que fait le malade pour respirer et pour chasser
l'obstacle qui s'y oppose, produisent quelquefois des paralysies, la perte de la mémoire,
l'amaurose, le goître, l'anévrisme du cœur, des
hémorrhagies, des ophthalmies, des angines,
des hernies qui s'étranglent facilement et donnent
la mort, des *prolapsus* du rectum et de la ma-
trice, des pertes et des avortemens dans les
femmes enceintes ; les enfans en deviennent quelquefois bossus, comme l'avait déjà observé
Hippoc. ; et Gooh a vu une côte fracturée par
la violence de la toux ; aussi il reste quelquefois
un asthme, une dyspnée.

§ 142. Enfin elle passe aussi souvent à la
mort, et quelques épidémies ont présenté une
mortalité effrayante. Il mourut à Rome, en 1580,
neuf mille enfans ; en Suède, quarante-trois mille
trois cent trente-neuf enfans dans l'espace de
quinze ans, suivant Rosenstein. Une aussi grande
mortalité ne peut s'expliquer dans une maladie
inflammatoire, que par la terminaison en gangrène, et les enfans que l'auteur a vu mourir
dans l'épidémie actuellement régnante, n'ont
succombé que par la violence de l'inflammation,
par la gangrène, comme les autopsies cadavériques l'ont démontré. Déjà Lettsom avait trouvé
dans les cadavres, l'inflammation et la suppuration des poumons ; et la plupart des observateurs s'accordent à dire, que beaucoup de
malades meurent de pneumonite occasionnée
par la toux. Quoique cette manière de voir ne

soit pas celle de l'auteur , du moins elle prouve
que la maladie se termine souvent avec l'inflammation par la mort ; et si ces observateurs
avaient examiné avec plus de soin , dans les
cadavres, les vaisseaux bronchiques , ils se seraient convaincus que l'état inflammatoire des
poumons n'était que secondaire , et que le foyer
principal de la maladie était dans les bronches.
Du reste , il est beaucoup de cas où les enfans
meurent suffoqués , comme les sujets faibles qui
manquent de force pour expulser du fond des
bronches la matière puriforme qui s'y amasse,
et occasionne souvent pendant un jour entier
le râle et enfin la mort. Il est aussi des cas où
l'apoplexie ou de violentes convulsions , le trismus ou l'opisthotonos termine la scène.

§ 143.—5o. Il suit de là que le pronostic n'est
pas très favorable dans la coqueluche , surtout
si elle n'est pas reconnue à temps et traitée convenablement. D'un autre côté , si on considère
qu'elle n'est qu'une affection catarrhale , qui a
son siége dans le système lymphatique , dans
des tissus muqueux et qui marche lentement,
elle ne paraîtra pas très dangereuse. La coqueluche et le typhus contagieux nous ont appris
dans ces derniers temps , qu'une maladie perd
beaucoup de sa gravité , si on connaît son siége
et son véritable traitement. Ainsi il reste problématique , si la coqueluche doit être rangée
ou non parmi les maladies dangereuses. Elle ne
l'est pas par elle-même , mais elle peut le devenir
extrêmement , comme affection d'un organe nécessaire à la vie.

Si on voulait admettre la division de la coqueluche en *hypersthénique* et en *asthénique*,
alors il est clair que l'*hypersthénique* serait une

maladie très dangereuse , parce qu'elle peut empêcher tout-à-coup le passage de l'air ou du
moins en très peu de temps. De là il est très
vraisemblable que les épidémies qui se sont mon-
trées si désastreuses , étaient de nature hypersthénique. Pour établir le pronostic , il faut aussi
considérer le caractère de la maladie , et la saison
où elle se présente. En hiver , elle est ordinairement plus violente, et si elle règne pendant un
an et plus , on peut l'observer dans toutes ses
nuances. Quoiqu'en été elle ne perde pas sa violence , si une fois elle a atteint une certaine
hauteur , pourtant son cours est en général
beaucoup plus doux. La coqueluche *asthénique*,
qui consiste dans l'inflammation, comme l'hypersthénique , est moins dangereuse et a un cours
beaucoup plus long.

La plus ou moins grande violence de cette
inflammation , décide quels invidus sont plus
exposés. Dans l'épidémie qui règne encore , les
plus forts , les plus sanguins , les plus irritables ,
ont été le plus souvent et le plus violemment
attaqués , parce que la constitution régnante a
été très inflammatoire. Plus les enfans sont jeunes,
plus le pronostic est fâcheux , comme dans toutes
les affections catarrhales. Rarement l'expectoration a lieu dans la première enfance , car les
enfans avalent les crachats ou même ne les ex-
pectorent pas. Dans le premier cas , ils tombent
dans une diarrhée colliquative , et dans le second,
ils sont menacés de suffocation. Les enfans à la
mamelle périssent ordinairement. La conformation du corps y a aussi beaucoup de part ; et les
enfans faibles , avec une mauvaise conformation
de la poitrine et des poumons affaiblis , sont les
plus en danger , surtout si on ne prévient pas

à temps la formation de la maladie. Ainsi les enfans faibles sont plus en danger dans le dernier stade , et les plus forts dans la période de la plus violente inflammation.

Les momens les plus importans pour former son pronostic , se tirent des symptômes mêmes. La coqueluche n'est pas une souffrance locale, isolée ; tout le système y prend part le plus souvent, et alors plus la fièvre est remarquable , plus elle est continente , plus le pronostic est fâcheux. Plus la fièvre et la coqueluche gardent le type d'une tierce , plus le présage est favorable ; plus les intervalles sont libres de malaise , plus la maladie est légère. Les points de côté pendant l'accès indiquent la part qu'y prennent les poumons (17) et sout d'un mauvais pronostic. L'expectoration fluide , crue , avec des stries sanguinolentes , est d'un mauvais présage. La cessation subite de la toux est dangereuse, et présage la pneumonite. Des hémorrhagies modérées sont favorables dans chaque stade de la coqueluche , et le danger est d'autant moindre que l'expectoration est plus abondante. Une toux forte , bruyante , sonore, sans ou avec peu d'expectoration , est très dangereuse. Les sueurs partielles , surtout à la tête, sont nuisibles. Rien n'est plus dangereux que sa complication avec d'autres maladies, comme avec la dentition, avec la scarlatine , avec la rougeole , avec la

---

(17) Ou plutôt les plèvres costales et les muscles intercostaux , dont l'inflammation est toujours caractérisée par ces points de côté plus ou moins violens , plus ou moins sensibles au toucher, accompagnés d'un pouls dur , fort et fréquent , symptômes qui ne sont point ceux qui appartiennent à l'inflammation propre du poumon.

diarrhée, etc. Les délires dans la dernière période de la maladie, font craindre une terminaison mortelle.

CHAPITRE XIII.

Méthodes curatives.

§ 151.—4. La coqueluche fournit un exemple remarquable comment les médecins, qui ignorent le siége et l'essence d'une maladie, se trouvent au lit du malade dans un labyrinthe, d'où ils ne peuvent sortir. On a essayé, vanté et rejeté tour-à-tour tous les moyens puissans, tous les traitemens dans cette maladie, parce qu'on ne peut traiter avec sécurité, avec connaissance de cause, et avec succès, que les maladies où il ne règne aucun doute sur le siége, l'essence et le caractère. L'angine membraneuse (*croup*), le typhus contagieux, et la fièvre puerpérale, sont devenus bien moins redoutables, depuis qu'on a connu leur nature, leur essence. Si l'auteur est parvenu à bien décrire la coqueluche, à approfondir son essence et à établir son identité avec la bronchite, le problème d'un traitement rationnel sera bientôt résolu.

Certaines méthodes curatives, ou plutôt certains moyens, ont fait trop de bruit et ont obtenu trop de célébrité, pour ne pas mériter ici une place, et être appréciés avec une critique sévère. Il est dans la nature des choses, et conforme à l'expérience, que si le traitement ordinaire reste sans succès, on ait recours à des moyens particuliers et spécifiques ; et on peut regarder comme un signe presque certain, que plus il est question de moyens spécifiques, moins les médecins ont approfondi la nature de la maladie. L'auteur n'est point opposé aux moyens qui guérissent d'une manière déterminée ; au contraire , il a souvent parlé en leur faveur. Mais on entend ordinairement par *spécifique* , un moyen qui agit dans toutes les périodes , sans égard à la constitution et à l'individualité , ce qui est extrêmement suspect et ne mérite aucune confiance ; car le quinquina dans l'intermittente , et le mercure dans la syphilis , ne font pas même ici exception. Ainsi tous les prétendus spécifiques de la coqueluche s'évanouiront devant le le traitement général efficace et rationnel . que l'auteur espère établir. Danz s'est déjà expliqué d'une manière aussi vraie que lumineuse sur cet objet : « Comme les opinions sur la nature et les causes de la coqueluche ont été très partagées jusqu'à présent , il est arrivé que chaque médecin a presque eu une méthode particulière pour la traiter , et que l'un a vanté un moyen que l'autre a regardé comme insuffisant. La plupart ont cherché des médicamens qui agissent d'une manière spécifique , ce qui ne peut avoir lieu dans cette toux , qui se montre d'une nature si différente. Aussi a-t-on vanté un très grand nombre de moyens , dont l'efficacité est souvent très différente et même opposée ». Ensuite il expose les méthodes les plus importantes et les plus célèbres , que je ne peux passer sous silence, par plusieurs raisons.

§ 155.—6. Louis Mercatus employait des moyens adoucissans , il brûlait l'occiput avec un fer rouge , ou mettait un séton. Les anciens faisaient usage de ces derniers moyens dans toutes les maladies opiniâtres , parmi lesquelles on a pu compter avec raison la coqueluche.

Quoique l'emploi de ces moyens puissent pa‑
raître empirique , pourtant les anciens méritent
encore la préférence , en ce qu'ils ne sont pas
restés spectateurs oisifs des maladies réfractai‑
res. On verra plus tard comment ces moyens se
montrent très efficaces dans les inflammations
chroniques. Mésué et Zacutus Lusitanus ont
suivi la même méthode , et ont ordonné des
moyens stupéfians.

§ 157. On a employé, du temps de Thomas
Willis , la mousse d'Islande , *muscum pixida‑
tum*, comme moyen spécifique contre la coque‑
luche , et on conseillait aussi de faire peur aux
malades. Mais Willis s'éleva déjà contre ce trai‑
tement empirique , et proposa un traitement plus
rationnel , dirigé d'après les indications exis‑
tantes , surtout la saignée , les éméto-cathartiques,
les vésicatoires et les cautères. Il fit aussi usage
de moyens stupéfians , comme le sirop de cas‑
toreum et de safran , la décoction de racine de
pivoine , etc. , et donna aussi quelquefois , matin
et soir , trois gouttes de teinture de soufre dans
une cuillerée de sirop de lichen d'Islande. On
voit par ce traitement , qu'on considérait la co‑
queluche, du temps de Willis , comme un état
fébrile et inflammatoire , et qu'on se trouvait
sur la bonne voie , mais qu'on a bientôt aban‑
donnée ensuite pour suivre de fausses vues sur
son essence.

§ 158. Michel Ettmüller a surtout vanté les
sels volatils dans la toux convulsive ; parmi
lesquels la liqueur de corne de cerf succinée
mérite la préférence, si on a employé aupara‑
vant les moyens généralement indiqués. Le doc‑
teur Boyle avait déjà conseillé ces moyens dans
toutes les toux rebelles , et ils ont conservé

leur réputation , lorsqu'on a commencé à regarder la coqueluche comme une maladie convulsive. Mais on ne comprend pas comment les
sels volatils peuvent y être de quelque utilité.

§ 159. Thomas Sydenham l'a guérie par la
saignée, par les purgatifs doux et par des dérivatifs employés à l'extérieur, comme les vésicatoires à la nuque, etc. Elle était si opiniâtre,
qu'il avait employé sans succès auparavant tous
les béchiques. On ne comprend pas comment
on a pu abandonner totalement ce traitement,
seul légitime, et s'engager dans une si fausse
route; et comment plusieurs imitateurs de ce
grand héros de notre art, ont pu s'étonner qu'il
eût embrassé cette méthode. L'auteur en appel-
lera encore à ce puissant garant, quand il s'agira
du traitement propre à la coqueluche.

§ 160. Waldschmidt, qui a placé cette toux
uniquement dans l'estomac, donnait surtout les
éméto-cathartiques, et ensuite des moyens pour
fortifier l'estomac et pour adoucir les nerfs,
comme la liqueur de corne de cerf succinée, la
poudre de Mynsicht, contre la toux des enfans,
et le sperme de baleine. Il appliquait sur l'estomac l'emplâtre de tacamahaca, donnait à la
mère ou à la nourrice, si l'enfant était encore
à la mamelle, la décoction pectorale d'Augs-
bourg, ou la liqueur de corne de cerf succinée
dans la boisson ordinaire. Dès qu'on méconnaît
le siége de la maladie, on ne peut faire qu'un
traitement absurde , et la croyance qu'il peut
y avoir une toux stomacale , a donné lieu à de
grandes erreurs. Le vomissement qui a lieu dans
la coqueluche et qui procure du soulagement,
a établi cette croyance et a porté les médecins
à donner des émétiques.

§ 161. Frédéric Hoffmann cherchait à calmer les spasmes, frictionnait la région de l'estomac avec un onguent volatil, donnait des adoucissans, des laxatifs, et aussi des éméto-cathartiques. Cependant il regardait la coqueluche comme une maladie catarrhale, mais il croyait pouvoir chasser les glaires amassées par des moyens évacuans. Certainement cette méthode n'est pas tout-à-fait à rejeter, pourtant elle ne répond pas directement au génie de la maladie.

§ 162. Astruc a principalement recommandé la saignée et les vomitifs, mais aussi un amas confus d'autres moyens, comme des absorbans, des stomachiques, des tempérans, etc., et a prouvé par là aussi qu'il ignorait l'essence de la maladie.

§ 163. Burton regardait la saignée et les purgatifs comme nuisibles dans cette toux, et recommandait une poudre composée de cantharide, de camphre et d'extrait de quinquina. Ce traitement se réfute par lui-même.

§ 164. Brendel a recommandé l'écorce après les éméto-cathartiques. Il rejette les pectoraux et les nervins, comme inéficaces. Le caractère intermittent de cette maladie paraît l'avoir déterminé à ce traitement.

§ 165. L'emploi d'une mixture de huit parties de sirop de corail et d'une partie d'acide muriatique dulcifié, par Werlhof, prouve qu'il a méconnu cette maladie.

§ 166. Huxham a fait saigner, vomir, prendre le calomélas. Cette méthode, assez convenable, s'accorde avec celle de Sydenham.

§ 167. Strandberg, qui employa vainement tous les moyens connus de son temps contre la coqueluche, fut enfin assez heureux pour trou ver une méthode , avec laquelle il guérit en quatorze jours , ou au plus en trois semaines , ce qu'il ne pouvait faire auparavant qu'en deux ou trois mois. Il commençait par délayer le mucus visqueux et le rendre facilement mobile, surtout avec l'*arcanum tartari* (*sulfate de potasse*) , édulcoré avec le sirop d'orange. Ensuite il évacuait par les vomitifs , surtout par l'oximel scillitique et les doux purgatifs , le mucus dissout. Après cela, il cherchait à fortifier par le quinquina. Ainsi il faisait observer le plus strict régime dans le principe, ne donnait aux enfans que du petit-lait doux , ou s'ils s'en lassaient , une décoction tiède de racine de squine, des bouillons de navet, de poireau, de pomme, et des pommes cuites. Pendant l'accès, il ne donnait absolument rien à manger ; et s'il y avait danger de suffocation , il faisait enfoncer le doigt dans la gorge pour faire vomir , et pour faire cesser l'accès. Je suis persuadé que cette méthode convient très bien à la coqueluche et qu'on doit croire , comme il le dit, qu'elle a abrégé la maladie au moins des trois quarts. Mais aussi elle est purement antiphlogistique , et c'est un modèle à suivre que le régime qu'il a prescrit.

§ 168. Basserville, qui ne voit la coqueluche que dans l'estomac, vante surtout les doux vomitifs et le kermès minéral. On s'est déjà suffisamment expliqué à cet égard.

§ 169. Forbes recommandait le changement d'air, les vomitifs, les saignées , les légères infusions délayantes et émollientes pour boisson ordinaire, le suc de cloportes avec le vin blanc, l'esprit de Mindérérus (*acét. d'ammoniaque*), le vinaigre scillitique et le lait de gomme ammoniaque.

moniaque. Mais , suivant les circonstances , il fallait ajouter des purgatifs, le quinquina , les vésicatoires et les opiacés. Dans le cas de violente hémorrhagie, on liait fortement les membres les plus extérieurs , et on faisait prendre des rafraîchissans coagulans. Après avoir employé ces moyens pendant quelque temps , on faisait usage de la mousse d'Islande , du sel de Jupiter (*muriate d'étain*), et du quinquina , si les fluides étaient dissous et les solides relâchés, principalement si la maladie était nerveuse ; mais s'il y avait amas de matière visqueuse et des accidens inflammatoires , il fallait éviter avec soin ces moyens et y substituer la méthode rafraîchissante. La plus grande partie de ce traitement mérite d'être prise en considération , et paraît prouver que l'auteur n'a pas méconnu le caractère de la coqueluche.

§ 170. Home propose de fréquentes saignées, des vomitifs répétés , des purgatifs avec la rhubarbe et le calomélas , des pectoraux dissolvans, l'usage extérieur d'onguent émollient. Méthode parfaite et digne d'éloge, qui suppose que l'auteur a connu le génie de la maladie.

§ 171. Sauvages a recommandé la saignée et le vomissement , et a donné pendant trois à quatre jours la manne, la rhubarbe et le calomélas , et ensuite le lichen d'Islande coupé avec le lait, le sucre de Saturne (*acétate de plomb*), deux à trois grains, et l'écorce du Pérou, qu'il regardait comme un spécifique. Autant la première partie du traitement est convenable , autant la dernière, qui comprend les prétendus spécifiques, est absurde. Le sucre de Saturne doit être ici considéré comme un poison , à

(98)

moins que la coqueluche ne soit passée en phthisie pulmonaire muqueuse (18).

§ 172. Lieutaud a fait saigner dans les cas où la fièvre était violente et la respiration difficile.

§ 173. Hillary a fait faire une ou plusieurs saignées dans les enfans sanguins, et tenir le ventre modérément libre ; mais le reste de son traitement, surtout l'usage de la teinture de cantharide, doit être rejeté.

§ 174. Weber a traité la coqueluche avec succès par les vomitifs, le soufre doré d'antimoine (*oxide d'antimoine sulfuré jaune*) , l'écorce du Pérou et les vésicatoires ; mais une telle méthode prouve qu'il a méconnu l'essence de la maladie.

§ 175. Clossius a recommandé le soufre doré ; Laugier, la racine d'aunée ; Dehaen, le kermès minéral (*oxide d'antimoine sulfuré rouge*) ; les médecins d'Amsterdam, le kermès avec l'écorce

---

(18) Les préparations de plomb à l'intérieur sont toujours suspectes ; mais on peut bien les hasarder dans un cas aussi désespéré que la phthisie pulmonaire. J'ai employé l'acétate de plomb avec quelque succès dans les diarrhées chroniques ou les lienteries, en lavement, après avoir essayé vainement beaucoup d'autres moyens, tels que les lavemens antiseptiques camphrés, les lavemens anodins d'amidon et d'opium, etc. Je faisais dissoudre un demi-gros et même jusqu'à un gros d'acétate de plomb crystalisé dans un lavement émollient, comme l'eau de graine de lin ou de guimauve. Je n'ai jamais observé dans ce cas aucun accident qui ressemblât à la colique de plomb, soit par ce que cette affection a principalement son siége dans les intestins grêles, soit parce que les particules métalliques, enveloppées d'un véhicule mucilagineux, n'ont qu'une faible action sur les gros intestins, soit enfin que le plomb ne soit malfaisant qu'autant qu'il est pris par la bouche, et qu'il a éprouvé une certaine altération par la salive, le suc gastrique, pancréatique, etc.

du Pérou ; mais comme ils ne suffirent pas dans l'épidémie de 1751, on fit usage de décoction de limaçons de jardin, qui, continuée pendant longtemps, a dû guérir les enfans ; mais une telle méthode ne mérite sans doute aucune confiance, et la décoction de limaçons peut être ici considérée seulement comme un moyen négatif, ou qui n'a pas nui.

§ 176. Fothergill propose un mélange de tartre stibié et d'écaille d'écrevisse ; Gesner vante l'efficacité du musc et de l'extrait de tabac. Au plus, ces moyens peuvent convenir dans le dernier temps de la maladie, et plus tard on fera encore mention du musc.

§ 177. Mellin recommande les émétiques, et regarde comme superflus les antispasmodiques. Delavallée faisait appliquer sur l'épigastre des compresses trempées dans l'eau froide, et donnait un vomitif. Ebeling recommanda, entre autres remèdes, la décoction de navets ou de choux bruns. Millar rejette la saignée et un régime rafraîchissant, il conseille l'assa-fœtida, parce qu'il semble s'être arrêté à l'idée de spasme dans quelques affections catarrhales. Même dans son prétendu asthme, l'assa-fœtida ne peut rien, comme on le fera voir dans une autre occasion. Aussi, Murray prétend ne l'avoir pas trouvé très efficace dans la coqueluche.

§ 178. En Suède, on s'est servi de graisse de chien de mer, *phoca vitulina*, avec succès, comme une demi-once cuite dans une livre de lait, et l'on assure que l'accès suffocant a cessé dans l'espace de huit jours. Mais on a dû guérir la toux qui continuait encore, avec quelques gouttes de goudron, étendues dans un jaune d'œuf. Ces moyens, du genre des inviscans, ne

(100)

peuvent pas avoir beaucoup d'efficacité dans la coqueluche.

§ 179. Robert Whytt recommande l'usage de l'écorce, de bonne heure ; Rosenstein les saignées, les éméto-cathartiques, les lavemens, le quinquina et le lait de jument en boisson. Mais ce médecin, praticien d'ailleurs très distingué, avait des vues si perverses sur la coqueluche, que son traitement ne pouvait guère s'élever à une méthode rationnelle. Aussi il a vanté l'éther nitrique et l'esprit éthéré.

§ 180. Kirkland, dans le dernier stade, recommande les bains froids ; Berger le musc, qu'il a donné tous les jours quatre fois jusqu'à quinze grains, et Butter la ciguë, qu'il tient pour le meilleur antispasmodique et le vrai spécifique de la coqueluche. Celui qui part de l'idée d'un spasme dans la coqueluche, ne peut avoir qu'une méthode erronée. Aussi Butter fut déjà combattu victorieusement de son temps.

§ 181. James Sims a trouvé la saignée utile dans l'épidémie de 1767 ; Sagar, l'infusion d'ipécacuanha ; Hannes, un mélange de quinquina et de castoreum avec le vin chaud, et une bouillie appliquée à l'extérieur ; Buchan, un onguent fait avec partie égale d'ail et de graisse de cochon, appliqué sur la plante des pieds ; R. A. Vogel, les éméto-cathartiques, l'élixir pectoral de Wédélius, et Holdefreund, au commencement, les dissolvans, ensuite les évacuans, puis les antispasmodiques, et enfin les fortifians, surtout l'écorce.

§ 182. Lettsom rejette la méthode de Butter et la ciguë, il recommande la teinture spiritueuse de l'écorce du Pérou, l'élixir sudorifique et la teinture de cantharide, dont il fait prendre à un enfant deux gros trois fois le jour (19). La toux est ainsi enlevée en six jours ; mais la cure est plus longue, dit Lettsom, si on la donne à moindre dose, à cause de la difficulté d'uriner. C'est un problême difficile à résoudre, comment un pareil traitement peut être efficace, et comment il ne produit pas le plus grand désordre. On pourrait croire que la teinture de cantharide agit à l'intérieur comme à l'extérieur, appelle l'inflammation dans un lieu éloigné, et produit ainsi un changement favorable. Millar prétend avoir trouvé le même moyen très efficace, mais il ordonnait en même temps les sangsues. Armstrong a essayé la méthode de Lettsom, et l'a trouvée plus efficace que la ciguë, pourtant elle n'opérait pas la guérison parfaite aussi promptement à beaucoup près. Chalmer recommande aussi l'écorce unie à la teinture de cantharide, et Wallérius cette même teinture avec le quassia.

§ 183. Stoll, fidèle à ses vues, traitait la coqueluche, d'après le génie de la constitution régnante, avec des éméto-cathartiques, et au printemps avec des évacuations sanguines. Il les regardait comme nuisibles en été et en automne,

---

(19) On ne conçoit pas comment on peut faire prendre une aussi grande quantité de *teinture de cantharide* à un enfant, sans inconvénient. Je l'ai vu employer et je l'ai employée moi-même, à dix, vingt et quarante gouttes au plus, dans un véhicule approprié ou mucilagineux, comme l'eau de graine de lin, etc., dans des cas de paralysie, surtout de la vessie, et chez des adultes, mais jamais chez un enfant à pareille dose. Même dans les cas de paralysie de la vessie, il serait peut-être plus prudent de l'employer en injection dans l'organe malade, que de la faire passer par les voies de la digestion, si le cerveau n'est pas malade lui-même. D'ailleurs, on n'emploie guère ce moyen, qu'après en avoir essayé beaucoup d'autres, qui sont ordinairement beaucoup plus efficaces et moins dangereux.

et donnait alors des vomitifs , puis les opiacés, le musc, l'extrait de jusquiame, la ciguë, le tabac, etc. Quoique cette méthode soit praticable même en totalité , pourtant elle ne répond pas à l'essence et au caractère propre de la coqueluche.

§ 184. Bergius recommandait la plante de Paris, *circea lutetiana*, ou de Pâris; Ruhling, le vomitif; Wichmann , l'ipécacuanha avec la magnésie ; Mudge, le changement d'air et de lieu ; Armstrong , les vomitifs répétés et la ciguë, des évacuations sanguines et une diète végétale , suivant les cas particuliers; Stork, l'extrait de ciguë.

§ 185. Lentin vante aussi l'extrait de ciguë; Plenciz , les vomitifs , parce qu'il cherchait , comme Stoll , le siége de la coqueluche dans l'estomac ; Asti, le mercure doux; Quarin , un des médecins praticiens les plus heureux , la saignée , les purgatifs avec les sels et la manne , des sirops inviscans, le kermès (*minéral*), et une décoction de pissenlits (*leotondon taraxacum*) ; Ranoé , les vomitifs et la ciguë ; Underwood, l'assa-fœtida, le camphre , le castoreum et l'opium , et surtout l'huile d'ambre ; Hayes , la saignée, les vomitifs, la ciguë et l'écorce ; Meltzer fait face à toute la cure de la coqueluche avec deux moyens simples , l'oxymel scillitique et la teinture de rhubarbe avec le sel de tartre préparé.

Danz, après avoir éprouvé la même méthode et encore dans un plus grand détail, essaie d'en donner une , appelée rationnelle , qu'il fonde sur trois points: 1.° Eloigner les causes occasionnelles, c'est-à-dire évacuer les crudités existantes et favoriser l'exhalation ; 2.° Calmer et adoucir les symptômes les plus urgens ; 3.° Agir sur la cause prédisposante, le relâchement et la débilité du corps qu'il faut enlever. Tout rationnel que puisse paraître ce traitement , pourtant il ne répond pas aux vœux de la maladie. Il est une coqueluche où il n'y a aucune crudité à éliminer; d'ailleurs, où se trouvent ces crudités ? est-ce dans l'estomac ? certainement non. Est-ce dans le système bronchique ? oui ; mais elles sont le résultat de la maladie. Pour ce qui concerne l'adoucissement et l'allégement des symptômes , un tel conseil est plus aisé à donner qu'à suivre. Si les symptômes ne sont que le reflet de la maladie, on ne peut pas les éloigner sans attaquer directement l'essence de la maladie elle-même. Enfin , le faux de l'indication de Danz consiste surtout à vouloir combattre un relâchement et une débilité entièrement hypothétiques. Dans les maladies épidémiques ou qui ont un caractère contagieux, la laxité , la rigidité , etc. , ne peuvent être comptées parmi les momens prédisposans. La disposition individuelle mérite considération , mais elle n'entre point dans l'indication (*générale*). Les indications curatives (*générales*) se dirigent vers le siége et l'essence d'une maladie , mais non contre les momens occasionnels.

§ 186. En parcourant en détail les momens sur lesquels Danz appuie son traitement, on voit encore plus évidemment son erreur. Les prétendues crudités qu'il cherche , surtout dans l'estomac et dans le canal intestinal, doivent être expulsées par les émétiques, les sels neutres et les antimoniaux. Mais la principale indication, suivant lui, est d'adoucir et de calmer les nerfs par des moyens antispasmodiques, dont les premiers sont le musc , le castoreum, l'assa-fœtida ,

l'opium, les fleurs de zinc, la nicotiane, la jusquiame, la ciguë, etc. Contre l'excellence de
ces moyens, il y a moins à dire que contre
l'intention de calmer les nerfs, qui prennent si
peu de part à la coqueluche.

§ 187. Nous ignorons ce que pense aujour-
d'hui Hufeland sur la nature et le traitement
de la coqueluche ; mais en 1793, dans ses *Idées
sur les maladies des enfans*, il ordonnait au
commencement, des délayans et des vomitifs,
ensuite le sel ammoniac, la racine de. sénéga
(*polygala*), les sucs de scille, le tartre stibié,
l'ipécacuanha, et rejetait les expectorans. Il conseillait la saignée, les sangsues dans les dispositions inflammatoires, chez des sujets sanguins,
pléthoriques, sujets aux hémorrhagies nasales
et de la bouche dans les accès ; de même aussi,
lorsqu'une fièvre violente et une respiration difficile accompagnaient la toux, et que les accès
menaçaient de suffocation. Il considère dans ce
cas les évacuations sanguines comme des moyens
antispasmodiques. La première indication était,
suivant lui, de calmer, de dériver le stimulus et
d'apaiser les spasmes. De là l'éloge des antispasmodiques, qu'il a divisés en deux classes,
savoir en révulsifs ou dérivatifs et en antispasmodiques proprement dits. Aux premiers, appartiennent les rubéfians, les vésicans avec les
cantharides, les sinapismes, les bains de pieds,
les lavemens, les frictions ou fomentations avec
la flanelle, etc. Aux seconds, l'opium, l'extrait
de jusquiame, les fleurs de zinc, le musc,
l'extrait de ciguë et de bella-dona. Il donnait le
quinquina pour rétablir les forces. Cette méthode qui peut encore prétendre à la première
place, pour être appelée rationnelle, s'est sou-

tenue jusqu'à ces derniers temps. On fera voir dans la suite combien elle est loin de répondre aux progrès de l'art, et comment l'opinion erronée, que la coqueluche est une maladie nerveuse, ou a son siége dans les tissus nerveux, a fondé cette trop grande confiance dans les moyens antispasmodiques.

§ 188. Comme Mathæi a admis une coqueluche hypersthénique, il a aussi admis un traitement antisthénique. On doit croire, dit-il, que la toux suffocante ou la coqueluche que Sydenham et d'autres ont traitée, était de cette espèce, puisqu'ils recommandent d'une manière si urgente la saignée, et qu'ils la répétaient souvent plusieurs fois. Mais aussi il a admis une coqueluche directement asthénique, et a prouvé par là qu'il ne connaissait pas le véritable traitement dans tous les cas ; car en admettant une coqueluche hypersthénique, on a gagné à la vérité quelque chose, pourtant en somme pas beaucoup. Il recommande dans le deuxième stade, la teinture d'opium, mais seulement à une très petite dose. Or, je doute fort qu'on puisse dire autre chose de ce moyen, *qu'à petite dose il agit d'une manière moins nuisible.*

§ 189. J.-E.-G. Schæffer, qui apprécie toutes les méthodes avec sagacité, et qui doute avec raison de l'efficacité des moyens spécifiques dans la coqueluche, s'est aussi trompé en donnant beaucoup de valeur aux antispasmodiques. L'auteur ne peut pas se rendre compte de l'usage de la teinture de cantharide, quoique plusieurs médecins l'aient recommandée. Quand même, elle perd beaucoup de son action irritante sur les voies urinaires, par son union avec le laudanum, comme Schæffer le recommande ; pourtant elle ne répond à aucune indication de la coqueluche.

§ 190. Le traitement de la coqueluche n'a été, dit Jahn, jusqu'à présent, qu'un grossier empirisme, et je crains qu'il ne le soit encore longtemps. Cette déclaration du modeste Jahn, prouve qu'il n'a pas réussi à approfondir la nature de cette maladie, d'autant plus qu'il ajoute que la coqueluche est évidemment une maladie nerveuse, et qu'il faut la traiter comme telle. Il traita passablement bien le stade catarrhal, mais il échoua dans le stade prétendu convulsif, comme presque tous ses prédécesseurs. Il fut entraîné par la théorie dominante de son temps à distinguer la coqueluche en sthénique et en asthénique. L'alternative de moyens excitans volatils, comme Brown le prescrit dans toutes les asthénies, lui parut en général la méthode la plus salutaire dans le deuxième stade. Il admit quelquefois, parmi les moyens diffusibles, un vomitif, dont il n'a pas à beaucoup près remarqué l'inconvénient que Brown, et après lui Weikard, craignaient. Tous ceux qui ont traité la coqueluche, doivent admettre avec Jahn que les vomitifs ne sont pas nuisibles, mais peut-être même bienfaisans, lorsqu'on a troublé le cours de la maladie par des moyens excitans déplacés, qu'on a dérangé, supprimé même l'expectoration, et qu'on a rallumé ainsi l'inflammation.

§ 191. Autenrieth, qui ne s'est pas expliqué positivement sur le siége, l'essence et la nature de la coqueluche, a recommandé comme spécifique, l'onguent fait avec la graisse et le tartre stibié. Cependant il semble qu'il admet un miasme qui disparaîtrait tout-à-coup, au moyen de l'éruption qu'il produit. Nier son efficacité, c'est contredire l'expérience ; cependant il n'a pas encore, comme spécifique, obtenu la sanction générale. Le miasme qu'il admet n'est pas probable ; et la pommade stibiée produit l'éruption partout où on l'applique, même dans les individus les plus sains. Elle agit, comme tous les rubéfians, en appelant l'inflammation et même la suppuration , si on en continue l'usage. On courrait de grands risques si on se confiait uniquement à ce moyen, dans certaines épidémies dangereuses. Cette pommade, associée à d'autres moyens convenables, doit être comptée parmi les remèdes les plus efficaces contre la coqueluche ; et comme l'auteur l'a adoptée dans son plan de cure, il en sera bientôt question plus en détail, dans un lieu convenable.

§ 192. Gesner et Tilénius recommandent la noix vomique, la douce-amère, la digitale pourprée et l'extrait de tabac. Manning vante la méthode de Stülz, et donnait, suivant l'âge, de quatre à douze grains d'alcali fixe dissous dans l'eau de canelle, alternativement avec la teinture d'opium. Mais il ordonnait auparavant le vomitif, et faisait frictionner avec le liniment volatil cantharidé, ce qui prouve déjà que cet auteur a méconnu l'essence de la coqueluche.

§ 193. Lœbenstein Lœbel a trouvé très efficaces, dans la coqueluche, l'huile distillée de camomille, l'extrait de jusquiame, la teinture de musc composée ; la teinture d'opium, de castoreum et d'orange, la racine de valériane en infusion et en poudre, l'extrait de pulsatille, la vanille et le musc en poudre, la cascarille et le kina en décoction avec la teinture d'opium, surtout au commencement du troisième stade, à quoi il ajoutait les bains de drêche et les bains aromatiques, les frictions avec l'esprit de lavande, l'huile de caïaput et la teinture de cantharides. Ce traitement serait sans doute excellent, si le siége de la maladie était dans le diaphragme et qu'elle fût de nature nerveuse.

§ 194. Les derniers ouvrages sur les maladies des enfans, qui ont traité de la coqueluche, comme ceux de Henke et de Feiler, ne contiennent rien qui mérite une mention particulière. Ils paraissent s'accorder avec le reste des écrivains en la plaçant dans les tissus nerveux, et en indiquant les antispasmodiques, comme moyens les plus efficaces. Du reste, Feiler pense tout-à-fait comme Autenrieth, que la pommade stibiée est ici un spécifique.

§ 195.—6. Celui qui a suivi attentivement les différentes méthodes curatives des observateurs, se sera convaincu que la méthode antiphlogistique n'a été rejetée entièrement par aucun ; ou s'il en est qui l'ont rejetée, ce n'est que par de fausses vues théoriques et non par une propre expérience. Les maîtres de l'art qui se sont autant que possible, tenus exempts des systèmes, qui n'ont considéré que la nature et se sont attachés à la pure observation, l'ont presque entièrement suivie, et ont recommandé même les évacuations sanguines les plus abondantes. Ce n'est que lorsqu'on a donné tête-baissée dans l'idée de la nature spasmodique de la coqueluche qu'on a quitté la bonne route et que tout a été mis dans le plus grand désordre. Dès lors on a cru à la vertu des prétendus antispasmodiques, et on a conclu de leur effet au caractère de la maladie. Presque chaque médecin en a essayé un en particulier, et la série de ces moyens qui ont été mis en vogue, s'étend depuis l'opium jusqu'à la belladona. La meilleure preuve qu'aucun n'était efficace, c'est qu'on a passé souvent de l'un à l'autre. Ainsi , quoique quelques-uns de ces moyens héroïques, comme la ciguë, la bella-dona, la jusquiame , les cantharides, etc., aient été assez longtemps à la mode, pourtant ils ont aussi fait place à d'autres ; et les praticiens les plus impartiaux sont toujours convenus que la coqueluche ne peut être arrêtée dans son cours par aucune méthode , du moins par aucun moyen spécifique. Ce qui a le plus nui au traitement de la coqueluche , c'est d'avoir séparé le *stade catarrhal* du *stade spasmodique* , comme s'ils formaient deux maladies , et de n'avoir pas reconnu la coqueluche avant qu'elle fût arrivée au stade *convulsif*, *spasmodique*. Dans le premier stade , ou stade catarrhal , on ne faisait ordinairement rien , ou du moins rien qui pût arrêter , borner , accourcir la maladie. Ce qu'on entreprenait dans le deuxième stade, était plutôt nuisible qu'utile. Ce qui prouve beaucoup pour la bénignité de cette maladie, ou aussi pour la force médicatrice de la nature, c'est que malgré le mauvais traitement , la mortalité ait été si peu considérable. Cependant la coqueluche est toujours restée un scandale en médecine, puisqu'elle n'a cédé à aucun moyen , et qu'elle a continué sans interruption pendant un temps extraordinaire. L'assurance avec laquelle Autenrieth et beaucoup d'autres ont déclaré qu'il est un moyen d'abréger la maladie , a dû cependant ébranler l'ancienne croyance , que la coqueluche a un *cours périodique et invariable.* Sa nature *épidémique* et *contagieuse* aurait dû depuis longtemps inspirer l'idée aux médecins , que le traitement antiphlogistique lui est applicable. A la vérité, ce n'est pas encore une opinion généralement établie chez les médecins ; mais on s'en convaincra facilement dans la suite, que toute maladie épidémique et contagieuse est fondée sur l'inflammation, et exige des moyens antiphlogistiques. Le typhus contagieux peut ici servir d'exemple. Si on s'était persuadé plus tôt que toute affection épidémique contagieuse veut être traitée antiphlogistiquement, mille et mille victimes n'auraient pas été sacrifiées. Sans doute la périodicité de la coqueluche et ses intervalles libres, où les enfans paraissent parfaitement bien, étaient propres à tromper les médecins. Cependant nous avons plusieurs maladies fébriles avec des intervalles libres, qui exigent un traitement très suivi et bien dirigé. Les rémittentes, les fièvres quotidiennes, ont aussi leurs intervalles libres, et pourtant elles sont pleines de dangers, si on ne les traite pas convenablement et même d'une manière antiphlogistique (20). Le type de la coqueluche aurait dû convaincre les médecins, qu'ils ont affaire à une maladie *lymphatique inflammatoire*. Le traitement que j'ai adopté diffère de tous les autres, parce que je prétends que le stade appelé *spasmodique*, n'est que le

---

(20) J'ai observé plusieurs fois des fièvres intermittentes tierce, double tierce et quotidienne du printemps, qui exigeaient impérieusement la saignée et ne cédaient à aucun autre moyen. Si on cherchait à les guérir de prime abord avec le quinquina, elles passaient bientôt au type continu, et se terminaient le plus souvent, ou par la mort, ou par des maladies chroniques incurables. J'ai même observé deux ou trois fois des fièvres double tierces, dont les accès étaient accompagnés de symptômes violens d'adynamie, tels que la plus grande prostration des forces, la stupeur des sens, la sécheresse et le vernis brunâtre de la bouche, etc, qui furent traités heureusement par des moyens rafraîchissans et par des évacuations sanguines.

catarrhal, qui a atteint le plus haut degré d'inflammation. Si le traitement antiphlogistique est
généralement indiqué dans la coqueluche, on ne
voit rien dans le deuxième stade qui le contre
indique ; au contraire, c'est précisément l'é-
poque où l'appareil antiphlogistique doit être
employé dans toute son étendue. Rien n'a été
en général plus funeste à notre art, que l'emploi
d'un seul moyen, surtout dans les maladies qui
affectent tout un système et souvent tout l'organisme, et où un prompt secours devient nécessaire. C'est pour cela que je ne peux pas faire
l'éloge de la pommade d'Autenrieth , d'autant
plus que si on se confie à elle seule , on sera
souvent trompé dans son attente. La confiance
avec laquelle nous traitons les fièvres et beaucoup d'inflammations locales (*phlegmasies*) les
plus dangereuses, dépend de ce que nous avons
un *appareil antiphlogistique*, et que nous savons
nous en servir. Une fois que la coqueluche et la
bronchite sont reconnues pour des phlegmasies
accompagnées d'affection des organes et des tissus
alliés , on ne peut se refuser d'admettre qu'elles
doivent être traitées comme situations analogues
par tout l'appareil antiphlogistique. Dans la
pneumonite, dans la pleurite, dans l'angine, dans
le croup , nous ne nous confions pas à un seul
moyen, à la saignée par exemple, ou au nitre,
ou au calomélas, ou à la liqueur d'ammoniaque
acétique, ou aux acides, etc. , mais nous les lions
ensemble, et nous guérissons ainsi heureusement
les maladies les plus dangereuses. Comment ac-
cueillerions-nous celui qui voudrait nous recommander un *spécifique* pour la pneumonite ? je
déclare franchement que je ne connais aucun
moyen *spécifique* dont on puisse dire, il guérit

cette maladie ou celle-là d'une manière tout-à-fait déterminée, sans le secours d'aucun autre moyen, et sans avoir mis l'organisme dans une disposition telle que le prétendu spécifique puisse produire son effet. Si on ne peut pas dire cela du quinquina et du mercure, quel autre spécifique pourra le mériter ? On nous a offert tout récemment un pareil spécifique contre le croup et la coqueluche, dans le foie de soufre, *sulfure alcalin* ; mais celui qui voudrait se confier à lui seul, se verrait bientôt trompé dans son attente. Le problême le plus difficile reste toujours à résoudre, savoir quel moyen doit être employé, et comment l'un doit succéder à l'autre ? Ceux qui peuvent établir une ligne de démarcation entre les stades d'une manière précise, ont ici beau jeu. Mais la chose ne se passe pas au lit des malades comme dans les cabinets d'étude et dans les bureaux. Celui qui lit dans nos livres de Thérapeutique, les signes et la gradation des périodes de la coqueluche, s'imagine toucher la chose au doigt, et dans cette croyance, le médecin, prévenu, saurait décidément si l'époque pour le traitement antiphlogistique est passée. Ainsi, dès que la période de spasme et de suffocation arriverait, le traitement rafraîchissant céderait la place au traitement antispasmodique. Mais c'est ici que la *séméiotique* a échoué jusqu'à présent dans la coqueluche ; car, comme on l'a déjà dit, c'est l'époque où l'inflammation s'étend plus généralement et plus profondément dans tout le système des bronches, et prend un caractère plus intense. Il suffit de rappeler ici la pneumonite, qui souvent n'atteint son plus haut degré d'inflammation qu'au quatrième ou au septième jour ; or, quelles

suites

suites funestes n'a-t-elle pas, si on néglige cette époque, et qu'au lieu d'un traitement purement antiphlogistique, on emploie des moyens inci-tans ? La grande mortalité de quelques épidémies de coqueluche aurait déjà dû convaincre, que le prétendu stade *convulsif* est le moment de l'acmé de l'inflammation et de son passage en gangrène. Ceux qui succombent à la coqueluche, ne meurent pas d'accidens nerveux, mais avec tous les phénomènes de la fièvre et de l'inflam-mation : ainsi dans cette période de la maladie, rien ne peut être plus avantageux que le trai-tement antiphlogistique. Il serait sans doute beaucoup plus avantageux de prévenir l'entière formation de la maladie ; mais il y a eu jusqu'à présent de grands empêchemens. Premièrement, parce que les enfans sont rarement présentés au médecin, avant que la maladie ait atteint sa plus grande hauteur, attendu que les affections catarrhales dans les enfans, excitent peu l'atten-tion des parens, qui les regardent comme sans danger, et parce qu'elles se guérissent souvent d'elles-mêmes, sans médicament. Secondement, aussi, parce qu'avec de fausses vues sur la na-ture de la coqueluche, on ne faisait rien de convenable pour la guérir ; on passait le pre-mier stade sans rien faire, et ce qu'on faisait dans le second, était plus nuisible qu'utile. Heureu-sement quelques observateurs s'étaient déjà con-vaincus que la coqueluche prend quelquefois le caractère inflammatoire, *hypersthénique*, et se trouvaient moins embarrassés sur la nature du traitement. Cependant ce n'était pas un grand avantage, puisqu'ils prenaient pour accidentel ce qui était essentiel à la maladie : aussi ils ne l'attaquèrent jamais très énergiquement, et comme on la regardait généralement comme une asthénie, comme une maladie nerveuse, personne n'osa l'attaquer franchement avec des moyens antiphlogistiques. Seulement quelques médecins font ici exception, comme le grand Sydenham et Huxham. On ne peut assez apprécier les paroles de Sydenham : « *Hâc etiam methodo, phlebotomiâ scilicet et repetitâ catharsi, eâque solâ expugnatur tussis puerorum convulsiva ; malum aliàs pertinacissimum et penè insuperabile. Alii quid valeant hîc præclarè planè nescio ; me in variis atque omnis ferè generis remediis operam non semel perdidisse satis scio* ». Huxham s'explique en deux endroits différens : « *Tussis convulsiva inter pueros frequens ; acerrimè quidem sæpè post morbillos sævit ; vix utique compescenda nisi missione sanguinis tollatur diathesis phlogistica* ». Ailleurs : « *Tussis convulsiva inter pueros epidemica, ad quam profligandam magis fuit necessaria sanguinis missio quam memini unquam, etiam in puerulis tenerrimis, quorum sanguis haud rarò non levi abductus erat glutine* ».

Après de tels auteurs et une aussi grande expérience, on ne concevrait pas pourquoi leurs successeurs n'auraient pas suivi ce traitement, le seul convenable, si on ne savait pas qu'ils se sont laissés égarer par ce mot *convulsif*. On ne peut croire du moins que ces derniers observateurs en ont été détournés par des expériences malheureuses, qui auraient prouvé que la méthode antiphlogistique fût contraire. Cette méthode fut abandonnée en partie par le nom de *spasme*, et en partie par d'autres fausses vues théoriques. Personne ne voulait croire qu'une maladie aussi longue que la coqueluche pût être fondée sur l'inflammation. Mais l'auteur est persuadé que si les pathologistes avaient pu soupçonner qu'elle est identique avec la bronchite, on n'aurait pas hésité à faire usage du traitement antiphlogistique depuis longtemps, et qu'on aurait eu des résultats tout différens. L'idée favorite qu'une maladie peut changer de nature et prendre un caractère tout opposé, par l'influence de la constitution régnante, a déjà été suffisamment combattue ailleurs par l'auteur. La pneumonite ne devient ni *sthénique*, ni *asthénique* par la constitution régnante, elle est toujours une inflammation du poumon. Elle peut être une fois plus intense, une autrefois plus faible, mais elle demeure toujours inflammatoire, et il y a aussi peu un feu froid qu'une inflammation froide.

§ 197. Il en est de la coqueluche et de la bronchite, comme de la pneumonite ; il n'y a qu'un traitement qui leur convienne, comme il n'y en a qu'un qui convienne à la pneumonite.

§ 198.—206. Comme je pars de l'idée que la coqueluche est une inflammation des bronches, il importe à mon but d'exposer premièrement le traitement de la bronchite, en tant qu'il répandra beaucoup de lumières sur celui de la coqueluche. Dans le principe de la bronchite, dit Badham, et lorsque les forces se montrent encore dans toute leur intégrité, et que les symptômes inflammatoires sont évidens, la saignée est le premier et le plus grand des moyens : cependant quoiqu'elle soit d'une utilité généralement reconnue et décisive, pourtant on n'obtient pas toujours l'effet desiré, qui la rend si recommandable dans les autres maladies aiguës du poumon : souvent le malade meurt après que les symptômes inflammatoires ont duré assez longtemps et avec une assez grande violence pour fournir la meilleure occasion à son emploi et même pour la répéter. Albers conclut de ce résultat des évacuations sanguines, que la sécrétion de la lymphe coagulable est plus difficile à empêcher dans les membranes muqueuses, et y dure plus longtemps que dans les membranes séreuses. Cette explication de M. Albers ne convient nullement à l'inflammation des poumons, où les membranes séreuses ne sont point affectées, excepté dans la pleuropneumonite et dans la pleurite; d'ailleurs les affections catarrhales ne peuvent supporter en général d'aussi abondantes évacuations sanguines que la pneumonite, parce qu'ici on a affaire à une diathèse *phlogistique*, tandis que là c'est une diathèse *catarrhale*. L'irritabilité des artères diffère sensiblement de celle des vaisseaux lymphatiques ; et si on enlève aux derniers une trop grande partie de leur énergie, ils tombent à une époque plus éloignée, dans un état d'asthénie. Une trop grande perte de *sang rouge*, de matière fibreuse, fait dominer la partie lymphatique. Ainsi il faut ici employer les évacuations sanguines avec la plus grande réserve dans les sujets cacochymes, chez qui la pituite, le mucus prédomine. Il en est de même dans la première enfance, où la lymphe prédomine sur le sang rouge et où les fluides sont en général plus délayés.

La quantité de sang à tirer, poursuit Badham, se règle naturellement sur les circonstances. Dans les cas ordinaires, douze onces de sang, tiré promptement du bras, ont en général paru suffisantes. Mais on ne doit pas perdre de vue que la saignée, si elle est indiquée, est le plus sûr et peut-être l'unique moyen d'enrayer promptement l'activité inflammatoire. Elle doit être répétée suivant l'état du sang et les effets qu'elle a produits. La saignée est préférable aux ventouses et aux sangsues, à cause de son effet total, excepté chez les enfans, où il est difficile d'obtenir une quantité de sang convenable d'aussi petits vaisseaux. Une remarque d'Albers est trop intéressante, pour ne pas l'admettre en entier : « J'ai coutume, dit-il, d'appliquer les sangsues aux petits enfans sur les pieds, et d'entretenir le saignement par des linges chauds trempés dans l'eau bouillante et tordus. J'ai vu encore en tirer le plus grand succès dans les quatorze derniers jours, chez trois enfans où la bronchite s'associait à la coqueluche ». Peut-on appeler cela autre chose qu'une bronchite méconnue dans le principe, et qu'on a reconnue dans la suite, lorsqu'elle est arrivée à un point où on ne peut plus la méconnaître? Il est vraiment étonnant, comment l'ingénieux Albers a pu méconnaître l'identité de la coqueluche et de la bronchite. Le bon effet des sangsues dans ce cas, prouverait déjà de quelle utilité peuvent être les évacuations sanguines dans la coqueluche.

Badham regarde l'usage du vésicatoire dans la bronchite, comme très borné. Albers est d'un avis contraire. Badham a encore moins vu d'effet de la solution de tartre stibié dans l'alcool camphré, placé sur la peau comme rubéfiant, et des évacuations par les sels laxatifs. Il recommande la diaphorèse générale au moyen de l'esprit de Mindérérus avec le tartre stibié (*liquor antimonii tartarisati*), et en général l'usage continué des antimoniaux. Le vin d'antimoine et la dissolution aqueuse du tartre stibié conviennent ici. L'usage de la machine à vapeurs, et l'inspiration des vapeurs d'eau chaude, sont blâmés avec raison. Badham vante le calomélas donné souvent à petite dose. La digitale ne peut être employée dans la bronchite aiguë. Si la maladie ne cède pas à ces moyens, et qu'il survienne des symptômes de faiblesse, alors le médecin n'a plus qu'à soutenir les forces et à favoriser le cours du sang ralenti, au moyen du camphre, du musc et du vin. On peut aussi tenter un vomitif.

Comme Badham distingue la bronchite en *sthénique* et en *asthénique*, il a aussi distingué le traitement de l'une et de l'autre. Dans l'*asthénique*, les circonstances ont exigé de commencer la cure par une saignée de quelques onces. Cette déclaration, cet aveu prouve déjà combien toute division est insoutenable. Si la cure de la bronchite *asthénique* doit commencer par une évacuation sanguine, alors il n'y a aucune différence essentielle entre l'*asthénique* et la *sthénique*, et ces deux situations diffèrent seulement par le degré. Or, est-il une inflammation locale où cela n'ait pas lieu? Ainsi une telle division n'est pas seulement inapplicable à la pratique, mais encore très pernicieuse aux succès de notre art. Quoiqu'il n'a pas loué les expectorans, ils sont pourtant utiles, et l'on doit compter davantage sur les médicamens qui agissent en général sur les extrémités des vaisseaux à la surface, comme l'ipécacuanha, le kermès minéral, le soufre doré d'antimoine, la scille préparée, l'assa-fœtida, la gomme ammoniaque, le sénéga, les préparations ammoniacées, l'alcali volatil et la myrrhe.

L'emploi des vomitifs dans le dernier stade asthénique de la bronchite est d'un effet marqué (21). Mais l'opium doit être employé avec la plus grande réserve. Enfin les toniques, les légers amers, comme les infusions de cascarille, de colombo, de camomille et de quinquina, seront utiles. Mais rien n'est plus salutaire que le changement d'air.

S'il fallait encore des preuves que la coqueluche et la bronchite sont des affections identiques, le traitement cité en fournirait suffisamment. Car tout ce que Badham et d'autres recommandent dans la bronchite sthénique ou asthénique, non seulement trouvera sa place dans la coqueluche, mais encore y sera employé dans le même ordre, comme nous allons le faire voir. Ce que les thérapeutistes ont le plus recommandé comme *spécifique*, dans la coqueluche, est précisément ce qu'on doit le plus rejeter, et qui convient le moins à tout le traitement.

----

(21) J'ai employé l'ipécacuanha avec le tartre stibié à grande dose, dans une bronchite asthénique, accompagnée d'hémoptysie, dans un danger imminent de suffocation. Le malade, extrêmement affaibli, ne vomit point, mais il eut des selles assez copieuses, et l'expectoration d'une grande quantité de mucosités et de sang coagulé rétablit la respiration supprimée. Mais comme les forces manquèrent bientôt pour expectorer, et que l'hémorrhagie continuait, il mourut bientôt suffoqué. Nous trouvâmes à l'ouverture du cadavre la trachée-artère dans l'état naturel, mais les bronches entièrement remplies d'un sang noirâtre, légèrement écumeux, et leur membrane interne d'un rouge livide et très phlogosée. (*voy.* la note 4).

CHAPITRE XIV.

Traitement.

§ 207.—19. Si l'auteur voulait suivre son entière conviction, il supprimerait la division de la coqueluche en stades déterminés, et parlerait seulement de son traitement en général. La distinction des stades a eu ici, comme dans le typhus, les suites les plus funestes. Personne n'ignore le mérite d'Hildebrand dans son traité du typhus, et pourtant je suis convaincu qu'il a beaucoup nui par sa division des stades. L'unité de la maladie se perd par cette division artificielle, l'empirisme croit facilement à ce point de démarcation, s'y attache fortement, et sépare ainsi les fils les uns des autres, qui dans le fond sont inséparables. Il est sans doute une période de formation, une de perfection, et une de transition ou de diminution de la maladie ; mais il serait dangereux de croire qu'elles sont directement opposées. Les maladies dont nous prenons le moins en considération les stades, sont précisément celles que nous traitons le mieux. L'école grecque ne connaissait rien sous ce rapport que le stade de *crudité* et le stade de *coction*, qui sont conformes à la nature et qui seront toujours vrais.

La plus ou moins grande violence du premier stade décide de la manière d'employer le traitement antiphlogistique. Souvent la coqueluche commence lentement et s'élève de même à une certaine hauteur, mais alors elle accélère son cours, comme cela est arrivé dans quelques épidémies. Dès que la maladie est connue, il

importe d'éloigner promptement toutes les causes occasionnelles qui peuvent augmenter l'état
catarrhal inflammatoire. On a jusqu'à présent
presque entièrement négligé cette règle, d'où la
coqueluche a pu s'élever jusqu'à une hauteur
effrayante. Il importe, pour abréger et terminer
heureusement la maladie, de bien traiter le catarrhe. Il est d'expérience que la coqueluche
commence en automne ou au printemps, en octobre ou en mars, saisons où la constitution du
temps est de nature à nuire aux organes de la
respiration. Une température uniforme est la
première condition pour guérir. Ainsi les enfans
malades doivent être gardés en chambre, jusqu'à
ce que la crise se fasse par l'exhalation et par
l'expectoration. Il n'est aucune coqueluche sans
fièvre, sans mouvement fébrile, et c'est de là
que dépend le besoin de garder le lit ou non. Dès
que la fièvre est remarquable, qu'elle forme des
exacerbations, que les nuits sont agitées, qu'il
y a soif, céphalalgie, peau sèche, urine plus
colorée, pouls augmenté, non seulement les
enfans doivent garder la chambre, mais aussi
le lit. Si on néglige cette précaution, la coqueluche, qui commence par un faible degré d'inflammation, s'élève bientôt au plus haut.

Une seconde condition nécessaire, est le régime qu'il faut observer dès le principe de la maladie. Il faut éviter avec soin tous les alimens et
les boissons très nourrissans ou stimulans, parce
que les malades conservent l'appétit jusqu'à
l'entière formation de la coqueluche, et même
souvent il est augmenté pendant tout son cours.
Ainsi on voit les enfans après la toux et le
vomissement, qui a vidé l'estomac, demander
à manger et avoir assez souvent une faim canine.

Une bonne température et un bon régime suffisent souvent pour arrêter les progrès de la maladie. L'auteur a souvent remarqué, et encore
dans la dernière épidémie, que les enfans qui en
sont les premiers atteints, sont les plus mal
traités ; parce que dans la suite les parens sont
déjà mieux instruits, et plus en état de soigner
leurs malades. Les premiers observateurs ont
déjà recommandé dans ce stade des boissons
rafraîchissantes, le petit-lait, la limonade, l'or-
geat, etc. Mais si la fièvre est très prononcée,
les soins et le régime ne suffisent pas, il faut
recourir aux médicamens. Les évacuations sanguines prennent ici la première place, comme
dans toutes les maladies inflammatoires de la
poitrine. Mais on ne saura apprécier ce moyen,
qu'autant qu'on l'aura employé assez à temps,
et qu'on se sera convaincu de l'identité de la
coqueluche avec la bronchite. On ne peut pas
citer beaucoup d'expériences en faveur de cette
assertion, parce qu'on a presque entièrement
négligé les évacuations sanguines dans le premier stade. Cependant on peut citer comme de
puissants garans, Sydenham et Huxham, qui
ont eu recours à la saignée dès qu'ils ont reconnu
la maladie, et l'ont répétée avec le plus grand
succès. Aussi, qu'est-ce qui peut s'opposer à
l'emploi de ce moyen ? La prétendue faiblesse,
l'asthénie, le relâchement, la cacochymie ; mais
ils n'existent pas dans la coqueluche, et sont de
pures chimères ; car celui qui a une fois observé
une épidémie de coqueluche, sait qu'elle attaque
les enfans de tous les âges et de toutes les constitutions. Les plus forts, les mieux nourris, les
plus sanguins, les plus pléthoriques en sont plus
souvent et plus fortement affectés. Sans doute

l'enfance ne permet pas autant les évacuations sanguines que l'âge adulte ; mais pourtant
on ne peut pas s'en passer, comme l'expérience
l'a démontré tout récemment dans le croup.
On ne demande plus ici si la saignée doit être
employée, mais la quantité de sang qu'on doit
tirer. Les considérations qui doivent diriger dans
le croup, sont les mêmes que celles qu'exige la
coqueluche. La disposition du corps, la constitution du temps et l'âge, décident sans doute
ici, mais seulement pour le plus ou le moins. Il
en est de même de la pneumonite, de l'hépatite
et de la gastrite, comme de la bronchite. Ainsi
j'estime que les évacuations sanguines sont une
condition nécessaire pour abréger, faciliter et
terminer heureusement la coqueluche.

Toute inflammation de la poitrine qui n'est
pas prévenue à temps par des saignées, ne peut
être arrêtée dans son cours; et sa terminaison
reste incertaine, si elle parvient à un certain
degré; parce que l'organe pulmonaire lui-même
peut être considéré comme le foyer de l'inflammation. L'oxidation est supprimée, du moins
troublée à un haut degré, la carbonisation du
sang augmente à chaque heure, le passage de
l'air atmosphérique devient très difficile, le sang
s'amasse toujours de plus en plus dans les poumons, l'influence du cœur dans la circulation y
prend la part la plus immédiate, et la fièvre et
l'inflammation s'allument ainsi nécessairement
de plus en plus (22). Les affections des poumons
ont les suites les plus fâcheuses, si on néglige les

---

(22) On sait, d'après les expériences de Bichat, *sur la
vie et la mort*, que le sang noir, veineux ou désoxidé,
n'empêche pas directement le cœur de se contracter, pour

évacuations sanguines ; et l'attitude menaçante de la coqueluche à une époque plus éloignée, est toujours due à cette négligence. Ainsi doit-on tirer du sang dans le premier stade ? Combien doit-on en tirer ? et où doit-on le tirer ? Nous avons déjà répondu à la première question, en prouvant que l'évacuation sanguine est indiquée dès que la souffrance locale commence à devenir générale, et que les mouvemens fébriles accompagnent l'affection catarrhale. La quantité de sang à tirer dépend aussi des momens qu'on a déjà signalés. Dès que l'enfant a passé trois ans, on peut sans délai recourir à la saignée ; mais s'il n'a qu'un an, elle est rarement nécessaire. Dans un enfant de trois ans, les fluides sont déjà moins délayés, plus consistans, et la lymphe plus coagulable. Mais jusqu'à cet âge les évacuations sanguines générales sont rarement nécessaires, et les locales, ou par les sangsues, sont presque toujours suffisantes. Il faut seulement les appliquer en nombre suffisant et aussi près que possible des places souffrantes. Comme on a déterminé le siége de la maladie, il est facile de choisir la place où il faut les appliquer sur la poitrine.

Les moyens qui conviennent à l'intérieur doi-

---

le pousser dans les artères ; mais dans ce cas la vie cesse, parce que les organes, et surtout le cerveau, sont pénétrés de ce sang privé d'oxigène et impropre à la nutrition. Ainsi la respiration qui donne au sang ce principe de vie, a la plus grande influence sur la circulation, qui augmente à proportion qu'elle trouve plus d'obstacle dans les poumons. Le cœur, qui préside à cette fonction importante, cherche à vaincre les obstacles par la projection du sang ; mais en augmentant l'orgasme et la congestion des poumons, il augmente aussi la fièvre et l'inflammation.

vent être tirés de la classe des antiphlogistiques,
dont les principaux sont : le nitre , le sel ammoniaque , le tartre dépuré, les sels neutres et la liqueur d'ammoniaque acétique. On indiquera dans
un appendice spécial sous quelle forme on doit
les administrer, ce qui n'est pas indifférent pour
les enfans. Mais comme le nitre n'est indiqué
que dans les inflammations purement artérieuses,
son usage ne convient pas toujours dans la coqueluche; et il importe dans ce cas de considérer la force de la fièvre. Plus elle approche
de la synocha, plus le nitre est convenable.
Si le muriate d'ammoniaque n'était pas aussi re-
butant, il serait préférable dans la coqueluche ,
comme dans toutes les affections catarrhales, à
tous les autres sels. L'esprit de Mindérérus le
remplace en partie, et comme mêlé à la décoction de guimauve , il n'est pas désagréable aux
enfans, il devient par là un des plus excellens
moyens dans cette maladie. Etendu dans des vé-
hicules mucilagineux , il perd beaucoup de sa
vertu sudorifique. Du reste, j'estime qu'il convient d'agir spécialement sur le système dermi-
que dans ce stade.

La *mixture huileuse* est très bienfaisante dans
presque toutes les affections catarrhales, comme
aussi dans les épidémies de dysenterie, comme
je l'ai déjà publié, il y a plusieurs années. La
trachée-artère, très irritée par la violence de la
toux, quelque soit son origine , est adoucie le
plus efficacement par ce mélange huileux : seulement il est nécessaire de le préparer frais
chaque jour. Les moyens appelés *expectorans*
sont le moins indiqués dans ce stade , et ne peuvent convenir que quand celui de *coction* est
arrivé. D'après la marche de la coqueluche et

des affections catarrhales en général, le temps de l'expectoration arrive rarement avant le onzième ou le quatorzième jour. Si elle a lieu pendant cette époque, la matière expectorée est crue et aqueuse ; mais elle devient meilleure et plus facile, si on emploie le traitement antiphlogistique dans toute son étendue. Alors la fièvre diminue vers le onzième ou le quatorzième jour, ainsi que les exacerbations du soir ; les nuits deviennent plus tranquilles, la peau s'humecte, et il s'établit de la sueur vers le matin, la céphalalgie et la soif diminuent, l'expectoration devient plus cuite et plus lymphatique, et la maladie se termine dans l'espace de vingt et un jours. Mais les enfans demeurent encore longtemps sujets aux rechutes, si on les expose trop tôt à l'air extérieur, à l'échauffement et au réfroidissement.

§ 220. Mais comme la coqueluche a rarement cette marche, parce que jusqu'à présent on a méconnu, négligé ce stade, et qu'on a presque tout fait pour entretenir une petite flamme et pour la faire briller fortement ; alors elle se présente sous les couleurs les plus vives, comme les observateurs l'ont tracée. L'état d'inflammation est beaucoup augmenté, et il s'accompagne des accidens de la suffocation, comme on les a signalés dans le tableau de la maladie. C'est l'époque de la coqueluche qui a été méconnue par presque tous les médecins, après les temps de Sydenham et d'Huxham, et qui a été traitée d'une manière absurde. Les accidens de suffocation et de vomissement les ont induits en erreur, et les ont portés à un faux traitement ; et rien n'a plus nui à cette maladie, ou plutôt à son traitement, que la manie de vouloir trouver contre elle des spécifiques.

§ 221.—3. Quoiqu'il soit très fâcheux d'avoir entièrement négligé le premier stade , et d'avoir laissé faire des progrès à la maladie qu'on pouvait empêcher , pourtant on peut encore alors beaucoup tenter pour arrêter le mal. Il suffit seulement de se convaincre que la maladie n'a encore formé aucun passage , et qu'elle tend seulement à prendre le plus haut degré d'inflammation. Si elle avait déjà formé un passage , elle présenterait des phénomènes bien différens ; mais les observateurs étaient si éloignés de regarder ce stade comme une terminaison , qu'ils commençaient seulement à reconnaître la coqueluche à cette époque ; et ce que nous savons du traitement, même antiphlogistique, se borne à cette période de la maladie où l'on commençait seulement à demander les secours de la médecine. De là on ne manque pas de preuves, que le traitement antiphlogistique, et les évacuations sanguines sont utiles dans ce stade. Mais comme on croyait que la maladie commençait seulement alors , on ne l'attaquait pas aussi énergiquement que ce moment impérieux l'exige. C'est alors que les évacuations sont les plus nécessaires ; et si on n'en a encore fait aucune , comme c'est l'ordinaire, il n'y a pas de temps à perdre pour les pratiquer. Même les saignées locales par les sangsues ne suffisent déjà plus, il faut des saignées générales. La maladie n'est plus simplement locale , elle est devenue générale, elle a gagné le système, et parconséquent un traitement local ne suffit plus. Si la saignée est fortement indiquée et qu'on l'ait négligée dans le premier stade, il faut la faire très abondante. L'hémophobie entraîne la ruine de plusieurs malades ; et ce qui dans notre art n'est pas fait convenablement, n'a aucun avantage, et même devient nuisible. Une évacuation sanguine trop faible et disproportionnée, donne souvent au sang plus de force pour pénétrer avec violence dans les places affectées : expérience que les médecins attentifs n'ont que trop souvent faite au lit des malades. Ce qu'on veut faire, qu'on le fasse bien, ou mieux, qu'on laisse tout (23).

Si la coqueluche a atteint sont plus haut degré, la première saignée doit être forte, et on peut sans scrupule tirer à la fois une livre de sang. Si les enfans âgés de plus de trois ans se trouvaient mal pendant la saignée, sans se troubler, on tiendrait la veine fermée un moment, et ensuite on laisserait couler autant de sang qu'on se l'était proposé. C'est par l'état du sang, par la cessation de la fièvre et des accidens suffocans, qu'on peut juger si l'on doit ou non répéter la saignée. Quant à cette répétition de la saignée, je dois citer encore une fois les paroles d'Huxham, l'un de mes garans : « *Sive evidens plethora adsit, sive sputum sanguine tinctum, venæ sectionem præcipio semper ; in que præcipuè, si febricula, quod sæpè fit, urget, ut*

---

(23) L'observation de l'auteur est très juste, surtout dans les maladies des adultes. Plusieurs fois, après avoir employé inutilement les sangsues, quoiqu'en très grand nombre, j'ai été forcé de recourir à la saignée, même dans des phlegmasies qui paraissaient peu intenses. C'est lorsque les sujets malades étaient jeunes, sanguins et pléthoriques, et qu'après l'application des sangsues, le pouls devenait plus fort, plus développé et plus fréquent, la céphalalgie plus intense, ainsi que la chaleur de la peau, et plusieurs autres symptômes fébriles. Je l'ai même répétée quelquefois avec succès. Mais dans la coqueluche, affection catarrhale propre à l'enfance, la saignée locale, au moyen des sangsues ou des ventouses scarifiées, m'a toujours paru suffisante.

vultus

vultus inter tussis casum ferè nigrescit : hanc insuper repeto non nunquam, pro ratione scilicet virium et œtatis ». En général, toutes les règles à suivre dans les autres inflammations des poumons, sont ici applicables. Il est dans les affections du poumon, comme dans celles de la tête, une *débilité vitale*, qui dépend du dérangement de la fonction d'un organe nécessaire à la vie. Malheur au malade, si le médecin en est effrayé et ne pratique pas les saignées indiquées ! Aussi les enfans dans la coqueluche paraissent souvent abattus, étourdis et sans force ; ils peuvent à peine élever la tête, le pouls est même déprimé et petit au toucher ; mais dès qu'on a fait une saignée, tous les phénomènes changent. Si le sang ne peut passer librement à travers les poumons, son retour de la tête est empêché, ou son impulsion y est augmentée, d'où naissent la stupeur et la prostration des forces internes (*vitales*). Dès que la circulation devient plus libre par la saignée, aussitôt les forces, qui n'étaient abaissées qu'en apparence, se relèvent. Si la saignée a été omise dans une maladie où elle était indiquée, il n'est aucune époque où elle ne puisse être encore employée, et je l'ai vu pratiquer dans le dernier stade, même avec succès. Il est aussi une autre raison dans la bronchite, c'est qu'elle passe assez souvent en pneumonite, où il est d'autant plus nécessaire de tirer du sang.

§ 224.—25. Tout l'appareil antiphlogistique doit accompagner l'évacuation sanguine. Ainsi les mêmes moyens doivent être employés ici comme dans le premier stade de la maladie ; et on doit les continuer jusqu'à ce qu'on ait enlevé le plus violent degré de l'inflammation ; ce qu'on connaît à la diminution de la fièvre, à son chan-

gement de type de continue, de continue remit-
tente, à celui d'intermittente. On doit convenir
avec les observateurs que la fièvre concomitante
de la coqueluche garde ordinairement le type
tierce ; et qu'elle est d'autant plus inflammatoire
qu'elle s'en éloigne davantage. Aussi, on remarque au commencement de la maladie, que les
accès fébriles sont plus forts un jour que l'autre,
et qu'ils commencent avec le froid, ou du moins
le frissonnement, auquel succède la chaleur.
On a déjà dit qu'il est dans le caractère des
inflammations lymphatiques, d'avoir des inter-
mittences ; ce qui a séduit beaucoup d'observateurs, et les a portés à employer l'écorce
dans la coqueluche. On connaît aussi qu'on n'a
plus autant besoin du traitement antiphlogistique, à la nature de l'expectoration, qui doit
être ici appréciée comme dans toutes les affections de poitrine. Si la matière est bien cuite et
expectorée ou vomie en quantité notable, alors
l'inflammation a déjà diminué considérablement.
Cependant on ne doit pas aussi se laisser séduire,
de manière à mettre entièrement de côté tout
antiphlogistique ; faute qu'on fait souvent dans
les maladies inflammatoires. La décoction d'althéa avec l'esprit de Mindérérus et la mixture
huileuse ont encore besoin d'être continuées longtemps, et même jusqu'à ce que tous les phénomènes de la fièvre soient entièrement dissipés,
mais surtout que la douleur gravative de la tête
et la soif aient disparu.

§ 226. Je dois encore faire mention de quelques moyens et de quelques méthodes, qui ont
été vivement recommandés dans ce deuxième
stade. Les vomitifs sont les premiers qui ont été
considérés comme indispensables par presque

tous les écrivains ; mais je dois les rejeter absolument comme superflus et nuisibles dans la
plupart des cas. Je sens combien je me mets en
but à la plupart des médecins qui vivent aujour-
d'hui, mais cela ne peut pas m'empêcher de dire
ma façon de penser. On s'appuie d'une hypothèse entièrement fausse et contraire à l'expérience, pour autoriser l'usage des vomitifs. On
place le siége de la maladie dans l'estomac,
dans un engorgement, dans une cacochymie ;
ce qui a porté les observateurs vers l'idée des
vomitifs, ainsi que le soulagement que les malades paraissent éprouver par le vomissement
spontané, qui termine les accès. Mais si on considère que la maladie n'a pas son siége dans l'estomac, que le vomissement après les accès ne
vient pas de l'estomac, on se convaincra aisément que les vomitifs ne peuvent guère contre
l'essence de la coqueluche. Ils sont tout-à-fait
contre-indiqués dans le premier stade, à moins
que des circonstances toute particulières ne pré-
valent. La projection du sang vers les poumons,
qui est déjà très forte, se trouve encore violemment augmentée par le vomissement ; et,
en général, il est connu que si l'inflammation
est encore dans sa force, les vomitifs sont contre-
indiqués. A une époque plus éloignée de la maladie, leur usage est à la vérité moins nuisible,
mais on ne voit pas pourtant de quelle utilité
ils peuvent être. Il ne manque pas d'excitans
pour la vomiturition et même pour le vomissement ; mais c'est quand ils diminuent, que la maladie est dans son déclin (24). Il n'y a que deux

---

(24) Nous pensons que *le vomissement , après les accès,
vient de l'estomac,* parce que tout vomissement vient de

cas où les vomitifs peuvent être employés dans la coqueluche et seulement comme exceptions : 1.º Lorsque le gastricisme existe réellement, comme on l'a vu dans certaines épidémies. 2.º Lorsque la suffocation a lieu, et que les forces de la nature paraissent trop affaiblies pour expulser la matière visqueuse amassée dans les cellules aériennes. On est aussi forcé de recourir de temps en temps au vomissement artificiel, si, par l'abus des prétendus anodins et antispasmodiques, on a supprimé l'expectoration. Le tartre stibié et le vin d'antimoine me paraissent, parmi les émétiques, mériter la préférence, parce qu'ils possèdent en même temps la vertu dissolvante.

§ 228. Les purgatifs ne sont nullement indiqués dans la coqueluche, pourtant ils peuvent être employés dans plusieurs cas de chaque stade.

---

l'estomac, comme l'a très bien dit ailleurs notre auteur. Mais comme les enfans avalent les glaires qui sortent de la trachée-artère pendant la toux, il n'est pas étonnant que l'œsophage et l'estomac en soient remplis et qu'ils se contractent pour les rejeter. De là vient que le vomissement qui termine les accès de la coqueluche, ne dépend point d'une affection idiopathique de l'estomac, mais d'une affection sympatique, ou d'un transport de la matière morbifique des voies aériennes dans les voies alimentaires. Cela posé, il nous paraît que les vomitifs peuvent être utiles, au moins dans la seconde période de la maladie ; soit pour évacuer les glaires qui se trouvent dans les premières voies, soit pour donner une secousse à la trachée-artère et l'exciter à l'expectoration ; soit pour porter à la peau et diminuer ainsi la sécrétion muqueuse des bronches. Si dans les autres catarrhes de la poitrine, on emploie avec tant d'avantage l'ipécacuanha, le tartre stibié et l'oximel scillitique, à petite dose, non seulement comme émétiques, mais aussi comme dissolvans et comme expectorans des glaires ; pourquoi ne les emploirait-on pas dans la coqueluche, après avoir pratiqué les évacuations sanguines convenables ?

On doit seulement les choisir dans la classe des antiphlogistiques. La manne , les tamarins , la casse , le tartre dépuré , quelques sels neutres, et l'eau laxative , sont en général de ce nombre. On les emploie , premièrement , parce que les enfans sont naturellement disposés aux engorgemens ; secondement , parce qu'ils avalent beaucoup de la matière de l'expectoration. Dans les cas où l'inflammation est violente, et où elle s'étend plus généralement , on a besoin de favoriser les sécrétions de toutes les manières et même aussi par les selles.

§ 229. Le mercure appartient certainement aux moyens les mieux indiqués dans la coqueluche ; premièrement , parce qu'il est antiphlogistique ; secondement , parce qu'il est compté parmi les résolutifs (25). Il n'y a aucun doute que la lymphe ne devienne plus coagulable par l'inflammation , comme tous les fluides en général ; d'où naissent les engorgemens bien connus du système des vaisseaux capillaires. Rien ne peut appeler plus efficacement l'activité du système lymphatique , que le mercure. Il importe seulement de déterminer à quelle époque il faut l'employer. Sans doute , il faut faire précéder

---

(25) Pour comprendre ce qui est dit ici des propriétés du mercure , il faut se rappeler que l'auteur ayant distingué des inflammations de différentes espèces dans sa Thérapeutique spéciale , a aussi formé différentes classes de moyens antiphlogistiques. Ainsi les inflammations du système artériel ont pour antiphlogistiques le nitre et la saignée ; les inflammations veineuses et lymphatiques , le mercure ; et les inflammations nerveuses, le musc. Mais comme presque toutes les inflammations commencent par être artérielles, il est rare qu'on commence leur traitement par le musc et le mercure. C'est l'état du pouls et de la chaleur qui doit décider ici des premiers moyens à employer.

les évacuations sanguines, et la fièvre doit déjà avoir pris davantage le caractère de la *rémittente* ou de l'*intermittente*. On ne doit pas se hâter autant ici, pour l'emploi du mercure, que dans le croup, parce que le danger n'est pas aussi urgent. La meilleure manière de l'employer, est ou en poudre, comme le calomélas (*muriate doux de mercure*), ou sous forme liquide, comme la solution gommeuse de mercure. Aussitôt que la matière de l'expectoration devient plus fluide et qu'il se présente des signes de salivation, il faut suspendre l'usage de ce moyen ; mais cet inconvénient est plus rare chez les enfans, parce que le mercure agit plus chez eux sur les selles.

§ 230. Les antimoniaux ne sont pas aussi à rejeter, quoique l'auteur préfère le vin d'antimoine au soufre doré (*oxide d'antim. hydrosulfuré orangé*), et au kermès (*oxide d'antim. hydrosulfuré brun*). Les derniers occasionnent facilement le mal-aise, le vomissement ou la purgation, ce qu'on n'a pas à craindre ordinairement du vin antimonié. Cependant ces moyens peuvent être employés, si l'inflammation est déjà considérablement diminuée, et si l'on veut agir sur les organes des sécrétions. Les antimoniaux excitent la sueur et favorisent l'expectoration sans échauffer. Ils ont le désagrément de s'opposer à la reproduction, et ne peuvent par-conséquent être continués longtemps. Il en est de même de la digitale pourprée et du sénéga, comme l'avait déjà observé Badham dans la bronchite aiguë. On avait beaucoup espéré de leur efficacité dans l'inflammation des bronches, mais on a remarqué qu'ils ne méritent aucune recommandation spéciale dans l'espèce aiguë de cette maladie. On a aussi beaucoup compté sur le musc ; mais ce moyen, excellent d'ailleurs, ne fait rien dans la coqueluche, et même l'empire plutôt que de l'améliorer. Si à une époque plus éloignée on ne veut pas qu'il soit malfaisant, il faut l'unir au soufre doré et au calomélas. Le camphre n'a jamais obtenu une réputation distinguée dans cette espèce de maladie. Il paraît seulement indiqué dans les affections de poitrine à une époque plus éloignée, et lorsque les membranes séreuses sont affectées.

§ 231. L'opium, d'ailleurs si précieux, est contre-indiqué dans la coqueluche. Déjà on comprend facilement que pendant toute la période d'inflammation, il ne peut convenir ; mais aussi à une époque plus éloignée, l'auteur l'a vu avoir des suites fâcheuses. Rien n'est plus séduisant ici que son emploi, et tout paraît y porter. Notre arsenal de médicamens n'a aucun moyen qui agisse aussi efficacement sur la trachée-artère, et qui supprime aussi sûrement la toux que l'opium. Avec ce médicament, le médecin peut prédire avec une sorte de certitude que la toux se calmera après un certain temps. N'y a-t-il donc aucun moyen, s'écrient les malades, les mères, les gardes malades, pour adoucir, pour calmer cette redoutable toux ? Combien on est tenté de céder à cette demande ! mais combien aussi on a à se reprocher d'y avoir obtempéré ! La toux cesse, les enfans ont une ou deux nuits calmes, mais ils éprouvent des étourdissemens, de l'assoupissement avec délire, la fièvre devient continue, la soif augmente, et il se présente bientôt des symptômes de pneumonite.

§ 232. La jusquiame, qui agit de la même

manière que l'opium, quoiqu'un peu plus faiblement, est également ici à rejeter.

§ 233. On doit dire la même chose de tous
les narcotiques, depuis la ciguë jusqu'à la bella-
dona. On s'est fait de fausses théories sur la coqueluche, qu'on a soutenues longtemps par de
fausses expériences. Mais la connaissance certaine du siége et de l'essence de cette maladie,
fera bientôt disparaître comme remèdes, l'o-
pium, la jusquiame, la nicotiane, la ciguë et la
bella-dona.

§ 234. Les gommes férulacées, comme l'assa-
fœtida et la gomme ammoniaque, sont à la vérité moins dangereuses que les narcotiques, mais
pourtant ne sont applicables en aucun temps,
dans une maladie inflammatoire, comme la coqueluche.

§ 235. L'auteur a déjà déclaré son opinion
sur l'usage intérieur des cantharides ; mais il
paraît aussi que c'est par désespoir qu'on en est
venu à ce moyen ; car, dans l'art de guérir, lorsque rien ne voulait soulager, on a conçu la
maxime : *Meliùs anceps, quàm nullum reme-
dium experiri.*

§ 236. On a vanté tout récemment le foie
de soufre dans la coqueluche, comme dans le
croup ; mais s'il peut être de quelque utilité,
ce qui est douteux d'après l'expérience, ce sera
peut-être dans la dernière période de la maladie. Comme il ne peut pas augmenter beaucoup
l'état d'inflammation, ni supprimer l'expectoration, il n'est pas parconséquent directement
contre-indiqué. Si cependant on examine qu'il
est opposé au mercure déjà mentionné, qu'il ar-
rête la salivation que celui-ci excite, on le re-

gardera comme suspect et d'une efficacité extrêmement douteuse (26).

§ 237.—8. Le traitement d'Autenrieth a acquis la plus grande réputation dans la coqueluche.
Il l'appuie du raisonnement suivant : « La coqueluche dépend d'une matière morbifique, qui,
si elle est enlevée, cesse ; comme la gale ou la
syphilis disparaît avec son miasme ». Jamais
Autenrieth ou tout autre ne sera en état de prouver que la coqueluche a pour principe, comme
la gale et la vérole, un miasme (*un virus*), et
qu'elle cesse au moment que paraît l'éruption
produite par l'onguent stibié. Elle diminue un
peu à la vérité, mais la toux continue encore
assez longtemps, comme Autenrieth doit l'avouer
lui-même. Si la coqueluche dépend d'un miasme,
il en sera de même du croup, de la bronchite,
de la trachéite , de la pneumonite et de la pleurite. Autenrieth ne peut en appeler à cet égard,
à ce que l'onguent stibié ne produit l'éruption
spécifique que dans la coqueluche ; car il produit la même éruption dans les individus sains
et dans les individus malades, et dans toutes les
places du corps où il est appliqué assez longtemps. Bref, il en est de cet onguent, comme de
tous les rubéfians. Si son action bienfaisante ne
peut être niée, il en est de même de celle du

---

(26) Quoique le foie de soufre, sulfure terreux ou alcalin, enchaîne l'action du mercure sur les glandes salivaires
et soit le meilleur antiptyalique qu'on connaisse, pourtant il
a aussi des propriétés analogues à celles du mercure sur les
engorgemens lymphatiques, comme on l'observe dans les
tumeurs scrophuleuses et dans les engorgemens des membranes muqueuses et des glandes bronchiques. Il a aussi une
propriété tonique et sudorifique, qui diminue la sécrétion
morbifique des bronches et facilite l'expectoration du mucus
amassé.

vésicatoire dans la pleurite, s'il est appliqué à temps sur la partie affectée ; souvent le point de côté disparaît comme par enchantement, dès que le vésicatoire à produit son effet. Mais ce moyen agirait-il aussi bien , si on n'avait pas auparavant rompu la violence de l'inflammation par tout l'appareil antiphlogistique ? Ce n'est qu'à cette condition que l'onguent stibié employé ici, comme le vésicatoire là, ne pourra manquer d'efficacité. Que sera-ce de notre art, si des hommes tels qu'Autenrieth , aussi bon théoricien que médecin praticien, font l'éloge de moyens singuliers, et rendent hommage à une idée aussi absurde que celle du miasme de la coqueluche, pour les faire valoir ? L'efficacité de l'onguent stibié prouve aussi, que l'essence de la coqueluche consiste dans l'inflammation. Car , d'après les lois du *metaschematismus*, il diminue l'inflammation interne, en appelant l'externe, en produisant à l'extérieur l'opposition.

§ 239.—40. Si le premier et le second stades de la maladie ont été bien traités, on a rarement besoin de médicament dans celui du déclin. Il n'y a plus ni inflammation, ni fièvre ; les accès périodiques n'ont plus lieu que pendant la nuit ; les intervalles sont plus longs, les accès moins violens, le vomissement presque nul, et une expectoration cuite suit facilement la toux. La céphalalgie et la soif disparaissent , et l'appétit se rétablit. Il se fait pourtant encore dans les bronches une sécrétion morbide ; et il existe réellement un état de faiblesse, qui est la suite de chaque inflammation. Mais il faut bien se garder d'employer trop promptement les moyens fortifians , à cause de la disposition à l'inflammation, qui est encore présente, et qui peut facilement rallumer celle-ci. La sécrétion morbide doit aussi être traitée avec une extrême circonspection, quoi qu'elle soit fondée sur la faiblesse; parce que les vaisseaux ne peuvent reprendre leur énergie primitive que peu à peu.

§ 241. C'est le stade où l'écorce, si recommandée par les observateurs, convient dans la coqueluche. Ce qui les a sans doute déterminés à employer le quinquina, c'est son caractère d'intermittence; mais il ne peut être ordonné que sous forme de décoction aqueuse.

§ 142.—3. La loi de la succession des symptômes se confirme ici d'une manière particulière; et la toux ressemble à celle du premier stade de la coqueluche; elle est catarrhale. Elle est déterminée ordinairement, d'après le témoignage authentique de tous les observateurs, par certaines circonstances, comme le boire et le manger, le rire ou quelque mouvement subit. Elle conserve encore le caractère prétendu spasmodique ou plutôt suffocant. Comme ce stade dure ordinairement quatorze jours, il doit être traité avec un régime sévère; et l'on doit éviter avec soin tout ce qui peut agir directement ou indirectement sur le système pulmonaire. Mais si ce stade dure plus qu'il ne doit, si la maladie commence à devenir chronique, qu'il s'établisse des mouvemens fébriles alternatifs, que le corps perde plus qu'il ne gagne, que la respiration, même hors du paroxisme, ne soit pas entièrement libre, que l'expectoration conserve une forme purulente; alors on peut craindre que la coqueluche ne passe à la phthisie. Et quoique cette phthisie soit pituiteuse (*muqueuse*), on ne peut pas attendre quelque chose de bien favorable d'une pareille terminaison. C'est ici où les différentes mousses , la digitale , le polygala , la myrrhe , la jusquiame , et aussi l'opium , mêlés avec l'écorce , le lait , et le changement d'air , rendent d'excellens services.

§ 244. Plusieurs auteurs ont recommandé comme très urgent de changer d'air dans la coqueluche, mais cela n'est praticable que dans ce stade. Dans les précédens, le plus convenable est d'entretenir l'air de la chambre modérément chaud.

§ 245. Le stade de la convalescence commence quand la toux a entièrement cessé. Il est peu de maladies aussi longues et aussi opiniâtres et dont le rétablissement soit aussi prompt. Les enfans se rétablissent promptement ici, parce que l'appétit n'a pas été entièrement perdu, ou qu'il l'a été du moins pendant peu de temps. L'usage de l'eau de seltz avec le lait, et l'habitation à la campagne, sont cependant très recommandables, si la maladie a duré longtemps, et si l'expectoration était mêlée de sang.

§ 246. *Moyens préservatifs contre la coqueluche.* Il est difficile de décider s'il en existe. Comme elle est produite par les influences atmosphériques et qu'elle règne ordinairement d'une manière épidémique, il n'y aurait d'autre préservatif que d'abandonner le pays où elle règne , comme on échappe à la contagion. Sa période de contagion ne paraît commencer qu'au deuxième stade de la maladie , quand l'expectoration devient abondante. Dans la dernière épidémie, j'ai vu plusieurs adultes qui en ont été infectés. Savoir, la maladie avait commencé par les enfans de la même maison. L'aspect d'un adulte dans l'accès de coqueluche est vraiment effrayant: les côtes craquent, les muscles se ramollissent ou du moins se dilatent extrêmement, le visage devient bleu, les yeux sont gonflés et pleins de sang. Celui qui pourrait douter encore de la nature inflammatoire de la coqueluche, n'a qu'à examiner cet état de l'adulte et le soulagement qu'ont coutume de produire des évacuations de sang abondantes. j'insérerai dans les journaux de médecine, que je ferai bientôt paraître, les histoires de maladie qui servent de preuves à ce traité.

FORMULES.

Mixture huileuse.

R. Huile d'amande récente.   2 gros.
   Jaune d'œuf, n.°   1
   Mucilage de gomme mimeuse (arabi.) 1 once.
Broyez pour faire une émulsion avec
   Eau distillée.   4 onc.
   Sirop commun. $\frac{1}{2}$ onc.
M. D. S. toutes les heures une cuiller à bouche.

Mixture huileuse avec le nitre.

R. Mixture huileuse.   6 onc.
   Nitre.   1 gros.
M. D. S. toutes les heures une cuiller à bouche.

Décoction d'althéa avec le nitre.

R. Décoction de racine de guimauve.   6 onc.
   Nitre.   2 gros.
   Sirop d'althéa.   6 gros.
M. D. S. toutes les heures une à deux cuillers à bouche.

Poudre de tartre dépuré.

R. Tartre dépuré.   1 scrup.
   Magnésie calcinée. $\frac{1}{2}$ scrup.

Sucre candi.   15 grains.

M. F. poudre, n.° 6.

Toutes les deux heures une poudre à prendre dans de l'eau.

Eau laxative.

R. Eau laxative de Vienne.   4 onc.

D. S. à prendre en deux fois.

Mixture diaphorétique.

R. Décoction de racine d'althéa.   4 onc.

Liqueur de Mindérérus.   2 onc.

Sirop d'althéa.   6 gros.

M. D. S. toutes les heures une cuiller à bouche.

Mixture diaphorétique avec le vin stibié.

R. Décoction de racine d'althéa.   4 onc.

Liqueur de Mindérérus.   2 onc.

Vin stibié. $\frac{1}{2}$ scrup.

M. D. S. toutes les heures une cuiller à bouche.

Poudre de calomélas.

R. Muriate doux de mercure.   1 grain $\frac{1}{2}$.

Magnésie calcinée.   5 grains.

Sucre blanc. $\frac{1}{2}$ scrup.

M. F. poudre n.° 6.

Toutes les deux heures une poudre dans de l'eau.

Solution de mercure gommeux.

R. Mercure pur.   1 gros.

Gomme arabique.   3 gros.

Versez peu à peu sirop. $\frac{1}{2}$ onc.

Broyez jusqu'à ce que les globules de mercure disparaissent.

Ajoutez eau distillée.   4 onc.

Sirop d'althéa. $\frac{1}{2}$ onc.

M. D. S. toutes les heures une cuiller à bouche.

Infusion de valériane.

R. Infusion de valériane.   4 onc.
Liqueur de Mindérérus.   2 onc.
Vin stibié. $\frac{1}{2}$ scrup.
Sirop de cerises noires. $\frac{1}{2}$ onc.
M. D. S. toutes les heures une cuiller à bouche.

Looch pectoral.

R. Amandes douces écorcées. $\frac{1}{2}$ onc.
Amandes amères, n.°   8.
Semences de pavots blancs.   2 gros.
M. F. avec l'eau de fontaine émulsion. 4 onc.
Auxquelles ajoutez :
Poudre de gomme mimeuse.   2 gros.
— d'astragale de Crète.   1 gros.
Sucre blanc.   6 gros.
M. F. looch D. S. toutes les heures une cuiller
à café.

Poudre anodine.

R. Poudre de racine d'ipécacuanha.   2 grains.
Sulfate de potasse.   1 scrup.
Extrait de jusquiame noire.   1 grain.
Sucre rosé.   2 scrup.
M. F. poudre n.° 4, D. S. à prendre un dans
de l'eau le soir en se couchant.

Infusion de digitale.

R. Herbe de digitale pourprée.   1 scrup.
Infusez dans eau bouillante.   5 onc.
Digérez pendant une demi-heure à une douce
chaleur.
A la colature de quatre onces, ajoutez :
Mucilage de gomme mimeuse. $\frac{1}{2}$ onc.
Sirop d'althéa.   1 onc.
M. D. S. toutes les heures une cuiller à bouche.

Infusion de quinquina.

R. Ecorce de quinquina officinal.   3 gros.

Infusez dans eau de fontaine bouillante Q. S.
Digérez à une douce chaleur pendant une demi-
heure. A la colature de cinq onces, ajoutez :

Sirop d'opium. $\frac{1}{2}$ onc.

M. D. S. toutes les heures une cuiller à bouche.

Remèdes externes.

R. Onguent d'althéa.   3 onc.

D. S. pour frictionner trois fois dans le jour.

R. Onguent d'althéa.   3 onc.

— de jusquiame cuite.   1 onc.

M. D. S. le quart à frictionner toutes les trois
heures.

R. Onguent de mercure cendré (gris). 2 onc.

D. S. pour frictionner toutes les trois heures
avec la grosseur d'une bonne noisette.

R. Onguent de mercure cendré.

— d'althéa . . . âa   1 onc. $\frac{1}{2}$.

M. D. S pour quatre frictions.

R. Moële d'os.   1 onc. $\frac{1}{2}$.

Huile de jusquiame cuite.   3 gros.

Opium pur.   8 grains.

M. F. onguent. D. S. pour frictionner trois
fois par jour.

R. Emplâtre de mélilot.   2 onc.

— de jusquiame.

— de mercure . . . âa   1 onc.

M. D. pour placer sur la poitrine.

Onguent de tartre stibié (pommade d'Au-
tenrieth).

R. Tartre émétique.   1 gros $\frac{1}{2}$.

Axonge de parc.   1 onc.

M. F. en broyant bien l'onguent. D. S. à frictionner

tionner tous les jours sur la région de l'estomac ou du cœur, avec gros comme une noisette.

Il suit, au deuxième ou troisième jour, une éruption pustuleuse. On continue à frictionner sur les pustules, ce qui augmente l'éruption, agrandit et multiplie les pustules, qui se couronnent d'une inflammation analogue à celle de la vaccine. Ces frictions produisent aussi de pareilles pustules aux parties de la génération des deux sexes, ou du moins dans leur voisinage. Enfin l'humeur des pustules devient purulente : les pustules prennent une couleur d'un rouge-brun, qu'on frictionne ou non, et forment bientôt des croûtes, qui tombent et laissent après elles des places rouges, qui ensuite deviennent plus blanches que le reste de la peau, sans former de cicatrice. Si on continue à faire des frictions sur les pustules, il se forme de petits ulcères, dont les bords un peu élevés sont douloureux, et dont le milieu forme une petite croûte. Alors il reste, après ces petits ulcères, des cicatrices semblables à celles de la variole. Le traitement avec l'onguent d'Autenrieth, ne dure que huit à dix jours, et jamais douze jours. Pendant ce temps, les accès diminuent en nombre, mais non en violence, de façon que le dernier est encore aussi fort que les précédens ; mais ils doivent ordinairement cesser après quatorze jours. S'il restait des ulcères qui ne voulussent pas se fermer, on emploierait seulement des fomentations avec une forte décoction de ciguë. Voy. *Introduction à la connaissance et au traitement des maladies des enfans*, par Feiler, pag. 323.

Je n'ai pu m'assurer nulle part de l'époque où Autenrieth a commencé l'usage de l'onguent stibié ; mais je soupçonne que c'est au commencement du deuxième stade , parce qu'il a été regardé jusqu'à présent comme le commencement de la coqueluche. Or, si on passe quatorze jours dans l'emploi de cet onguent, qui ne diminue pas la violence, mais seulement le nombre des accès , de manière que le dernier est aussi violent que le premier , son avantage n'est pas considérable , d'autant plus qu'il est plein de tourment pour les enfans, et qu'on met sur son compte beaucoup de choses qui sont plutôt dues aux soins qu'on donne aux enfans pendant son usage , parce qu'ils sont retenus dans leur lit et loin des influences nuisibles.

Lœbel de Lœbenstein a employé avec succès, dans quelques cas de coqueluche , le liniment suivant : R. Huile de carvi, 2 gros ; camphre râpé, 12 grains ; phosphore, 3 grains. Frictionnez très doucement la région de l'estomac, le thorax , et entre les deux épaules. Cette friction , comme celle d'Autenrieth , remplace le vésicatoire, et peut être utile là où il est indiqué.

Jusqu'à présent les formules précédentes m'ont suffi dans les trois stades de la coqueluche, quand la maladie ne menaçait pas de passer, ou à la mort, ou à d'autres maladies. Je les ai aussi ordinairement employées dans l'ordre qu'elles sont ici. Du reste, on conçoit bien que les changemens à faire, dépendent des circonstances, qui doivent être laissées à la sagacité de l'homme de l'art.

Je pourrais ici terminer, si mon Traité ne devait pas être considéré comme une monographie , où doit régner une certaine intégrité ; mais comme il est quelques autres recettes qui ont acquis quelque réputation , je vais les

communiquer , quoique je ne les aie ni employées , ni ne voudrais les conseiller à personne. Je les tire en partie du Traité de Paldame,
sur la coqueluche , et en partie d'autres.

I. R. Poudre de serres d'écrevisse. $\frac{1}{2}$ gros.
    Tartre stibié.   2 grains.
Mêlez exactement. D. S. un ou deux grains
     dans du sucre de lait dissout dans de l'eau
     et du lait, à donner jusqu'au vomissement.
                     FOTHERGILL.

II. R. Vin d'antimoine d'Huxham.   1 gros $\frac{1}{2}$.
     Sirop pectoral ou d'althéa.   1 onc. $\frac{1}{2}$.
M. D. S. tous les quarts d'heure une cuiller
     à café , jusqu'au vomissement. BUCHOLZ.

III. R. Extrait de ciguë.   15 grains.
     Eau commune
     — de menthe poivrée.   âa   4 onc.
     Sucre blanc Q. S. pour une agréable
       saveur.
M. D. S. suivant l'âge augmenter la dose ,
     toutes les quatre heures prendre une cuiller
     à café jusqu'à une cuiller à bouche.
                     ARMSTRONG.

IV. R. Extrait de jusquiame. $\frac{1}{2}$ scrup.
     Vin antimonié d'Huxham.   2 gros.
M. D. S. de cinq à dix gouttes , de façon
     qu'un enfant d'un an en prenne deux grains
     par jour.   HUFELAND.
V. R. Liqueur de corne de cerf succinée
     Elixir pectoral Dan.   âa   2 scrup.
     Laudanum liquide de Sydenham
     Vin antimonié d'Huxham. âa 1 scrup.
M. D. S. toutes les deux heures vingt à qua-
     rante gouttes.   JAHN.

VI. R. Fleurs de zinc.   12 grains.
    Sucre blanc.   1 gros.
M. exactement , et faites poudre n.° 6, à
prendre une matin et soir.   BUCHOLZ.

VII. R. Musc choisi
     Sucre blanc.   âa   15 grains.
M. F. poudre à donner trois fois par jour.

                                  BERGER.

VIII. R. Sucre blanc.   3 gros.
      Excellente amidon.   1 gros.
      Acide tartareux.   4 grains.
      Racine d'ipécacuanha
      Opium pur.   âa   2 grains.
   M. F. poudre.

IX. R. Sucre de lait.   2 gros.
    Excellente amidon
    Gomme arabique choisie. âa   1 onc.
    Racine d'ipécacuanha
    Opium choisi.   âa   2 grains.
M. F. poudre. D. S. trois ou quatre fois le
   jour, suivant la différence d'âge, de huit à
   treize grains de cette poudre avec de l'eau
   ou du lait.   VOGLER.

X. R. Poudre de racine de bella-dona. $\frac{1}{2}$ gros.
   Sucre blanc.   2 scrup.
M. F. poudre n.° 6. D. trois jusqu'à quatre
   poudres chaque jour pour les enfans de
   quatre à huit ans.   SCHÆFER.

XI. R. Teinture d'écorce du Pérou.   1 onc.
     Elixir sudorifique   2 gros.
     (ou Parégorique de Londres).
     Teinture de cantharide.   1 gros.
M. D. S. à un enfant de quatre à cinq ans
   tous les jours deux gros.   SUTKLIFF.

XII. R. Décoction d'écorce du Pérou. 6 onc.
      Elixir sudorifique.   3 gros.
      Teinture de cantharide.   1 gros.
M. D. S. à un enfant de trois ans, trois fois
le jour, une demi-once.   LETTSOM.

XIII. R. Cantharides
      Camphre rapé.   âa   1 gros.
      Extrait d'écorce du Pérou.   3 gros.
M. F. poudre. D. toutes les trois ou quatre
heures huit ou neuf grains dans de l'eau
distillée ou avec un julep, ou avec le
baume de copahu.   BURTON.

XIV. R. Oxymel scillitique.   1 onc.
      Elixir pectoral de Vedel.   2 onc.
      Teinture de cantharide.   2 scrup.
      Laudanum liquide de Sydenham. 1 gros.
M. D. S. à un enfant toutes les trois ou quatre
heures une cuiller à café.

XV. R. Ecorce du Pérou. $\frac{1}{2}$ onc.
      Eau de fontaine.   5 onc.
Faites bouillir jusqu'à réduction de 2 onces,
et ajoutez :
      Essence de cantharide
      Laudanum liquide de Sydenham. âa
                     15 grains.
      Sirop pectoral.   1 onc.
M. D. S. d'une demi-cuiller à café jusqu'à
une cuiller entière, quatre fois par jour.
           BUCHOLZ.

XVI. R. Sulfate de potasse. $\frac{1}{2}$ gros.
Ces trente six grains seront divisés dans six
flacons de verres bien bouchés ; l'enfant prendra
matin et soir un flacon, ou six grains triturés
dans un mortier, avec deux cuillers à café de
miel et deux cuillers à bouche d'eau de rose,
versées à mesure qu'on triturera.   HINZE.

Moyens extérieurs.

A. R. Huile camphrée Q. V.
Frictionnez toutes les trois heures, avec quinze
à vingt gouttes, la région précordiale.

BUCHOLZ.

B. R. Liniment volatil camphré.   1 onc.
     Laudanum liquide de Sydenham. 2 gros.
     (Vin d'opium composé).
M. frictionner souvent la région de l'estomac
et la poitrine avec une demi-cuiller à café.

STRUVE.

C. R. Tartre émétique (tartr. antimon. de
potasse.)   1 scrup.
     Eau distillée.   2 onc.
     Teinture de cantharide.   1 onc.
M. frictionnez souvent la région de l'estomac.

STRUVE.

D. R. Emplâtre de galbanum safrané.   1 onc.
     Pétrole
     Sel de corne de cerf
     Camphre rapé.   âa $\frac{1}{2}$ gros.
     Opium pur.   1 scrup.
M. F. emplâtre que vous étendrez sur du
chamois ou sur du linge pour appliquer
sur le bord des côtes.   HUFELAND.

LITTÉRATURE

SUR LA COQUELUCHE

OU BRONCHITE ÉPIDÉMIQUE.

HIPPOCRATIS *Epidem.*, lib. VI, sect. 7. Il parle d'une toux. qu'il appelle βὴξ κερχυαλέη ῥογχώδης καὶ πυιγώδης. Il parle aussi, liv. VII, *Epidem.* de βήχεις κοπιώδεις. Aphorism., sect. 6, aphor. 46. — *De victûs ratione.*

MÉSUÉ. *Canones universales, cum expositione, Mundini, in cap. de ægritudinibus pectoris et pulmonum.*

AVICENNÆ. *Liber canonis. Basileæ*, 1556, *tom. X, lib. III*, tractat. III, pag. 488.

VOGEL. *Prælect. de cognoscendis et curandis morbis*, § 510.

BUTTER. Abhandlung von keichhusten, übersetzt von Scherf. (Traité de la coquel., traduit par Scherf).

MELZER. Abhandlung von keichhusten. Petersburg und Leipzig, 1790. (Traité de la coquel.)

ROSENSTEINS kinderkrankheiten. (Maladies des enfans, par Rosenstein).

MELLIN. Beschreibung des keichhustens der kinder, welcher in den jahren 1768 und 1769, in Langensalza herrschte. Francfurt und Leipz. 1770. (Description de la coqueluche des enfans qui a régné à Langensalza, etc.).

STOLL. *Ratio medendi*, tom. II, pag. 158.

SCHENK. *Observ. med. rarior. et encyclopedia.*

WIERUS. *Lib.* II. *observat.*, il appelle la maladie : *Tussis pestilentialis et epidemica.*

SYDENHAM. *Opuscula, epistolæ respons. ad* Robert Brady.

HOFMANN. *Medicin. ration.* tom. IV, pars III.

Theodor ZWINGER. *Pædojatreia practica. Basileæ*, 1722.

HUXHAM. *Opera physico-medica*, tom. I et II.

DEHAEN. *Prælect. in H. Boerhavii institut. patholog. edit.* de Wasserberg, tom. III.

Rud. ZWINGER. *Diarium physico-med. in actis Helvetiis*, vol. III.

Kastner's uebersetzung der abhandl. der königl. Schwed. Akademie der Wissenschaften auf das jahr 1749, 11.ter band. (Traduction des discours de l'académie royale des sciences de Suède, pour l'année 1749, 11.e vol.)

HILLARY. *Observations on the diseas of Barbados*, second. édit. London, 1765.

GESNER. Beobactungen I.ter theil. (Observations, première partie.

F. ARAND. *Observ. med. chyrurg.* Göttingue, 1770.

MURRAY. *Progr. de tempore cort. peruviani in tussi convulsiva exhibendi.* Gottingue, 1776.

HOLDEFREUND. Abhandlung von epidem. keichhusten der kinder. (Traité de la coqueluche épidém.) Helmstedt, 1776.

I. De PLENCITZ *acta et observata medica.* Prag, 1783.

James SIMS. *Observations on epidemic disorders, with remarks*, etc. London, 1773.

ASTI. *Constituzione della malattie regnate nella citta e provincia di Mantova, l'anno* 178i. *Firenze*, 1782.

BISSET. *Essays and observations.* London, 1766.

METZLER. Preissschrift über ansteckende krankheiten, als anhang zu seinem buche über-wassersucht. Ulm , 1785. (Ouvrage couronné sur la coqueluche contagieuse , comme appendice à son livre sur l'hydropisie).

Von Morenheim Wienerische, beiträge zur prakt. Arzneikunde , 2.ten bandes , 3.tes stück und folg. (Mémoires de Vienne , pour servir à la médecine pratique).

NICOLAI. fortsetzung derpathologie, 3ter band. Halle, 1784. (Continuation de pathologie).

CHALMER. *An account of the weather and diseases of South Carolina.* London, 1776.

STRANDBERG. abhandl. der königl. Schwed. academie der wissenschaften auf das jahr 1749, 11.ter band. (Discours de l'académie royale des sciences, de Suède, pour l'année, etc. , 11.e vol.

HANNES. *Nova acta acad. Cæsar. nat. C. tom.* V.

WALDSCHMIDT. *Praxis medica.*

BRENDEL. *Progr. de tussi convuls.* Gottingue, 1747.

ASTRUCK. *On the diseases of childern.*

BÖHME. Cur methode der wichtigsten brust-krankheiten. Leipzig , 1788. (Méthode curative des maladies de poitrine les plus importantes).

MICHAELIS. *De angina polyposa.* Göttingue, 1778.

POHL. *Prog. de analogiâ inter morbillos et tussim convulsivam.* Lips., 1789.

BRÜNNIG. *Constitutio epidemica.* Essendiensensis anni 1769 et 1770, etc. Lips., 1773.

QUARIN. *Animadversiones practicæ in morbos diversos.* Viennæ, 1786.

KIRKLAND. *Dissert. de pertussi.* Edinb., 1772, in Websteri med. praxeos system., tom II.

GOOCH. *Médical and chyrurgical observa- tions.* London, 1773.

Animadversions on a late treatise on the kingcough.

Acta societat. med. haun., vol I. Haunike, 1777.

LETTSOM. *Medical memoirs of the general dyspensary, in London, for part of the years 1773 and 1774.* London, 1774.

MERCATUS. Lib, 11, De morbis puerorum, cap. VIII. In suis operibus, tom. VII.

Th. WILLIS. *Patholog.* cerebri specimen, in quo agitur de morbis convulsivis, cap. XII.

Pharmaceutices ration., pars II, sect. I, cap. I.

Michael ETMULLER. *Opera medicorum*, t. II.

Fr. HOFMANN. *Dissert. de tussi convuls.* Halæ, 1732. *Systema* medicinæ ration., tom. IV, pars III.

BOURTON. *Appendix to his* treatise on the non naturels,

WERLHOF. Honnoverisches magazin 80 stück, 1768. (Magazin hanovrien, partie 80, etc.)

MURRAY. Ubersetzung von Rosenstein, 5ᵉ aus- gabe (Traduction de Rosenstein, 5.ᵉ édit.)

BASSEVILLE. *Quæsti medica : an tussi pue- rorum vulgò coqueluche, emesis ? præside* Bourdelin. Parisiis, 1752.

HAARTMANN. *in Bergius forsök om gäng- barœ.* Siuckd, 1755.

HOME. *Princip. med.*, edit. II. Edinbourg, 1762.

SAUVAGES. *Nosolog. methodica*, tom. II, pars II.

Liéutaud. *Précis de médecine.*

Forbes. *Dissert. De tussi convuls. Edin-bourg*, 1754.

Wahlbom. *Berütelser til K. Coll. Med. Sâ-sam cur fortsättning.*

Blom. *Medicinal verkets tilständi Biket.*

Weber. *Observ. medic. fasciculus I. Callis* 1764.

Clossius. *Nova variolis medendi methodus C. specimine observ. miscell. rem. med. illustri. Traj. ad Rhen.*, 1766.

Morris. *London medical observations* , vol. III.

Delavalée. *Journal de médecine*, etc. , tom. XXVIII.

Millar. *Observations on the asthma and on the hoopingough.* London , 1769.

Fothergill. *London medical observations.* vol. III.

Ebeling. *Dissert. de tussi infantum convuls.* Göttingue, 1768.

Berger. *Acta societ. med. haun. vol. I.*

Sagar. *Systema morbor. symptomatic.*

Albrecht. *Dissert. de medicament. saturn. et jovial. historia et usu.* Göttingue , 1773.

Andrey Berliner sammlung zur beföderung der W. naturgeschichte. 3.ter band. 1772. (Recueil pour l'avancement de l'histoire des sciences naturelles, à Berlin, 3.e vol. 1772.)

Buchan. *Médecine domestiq.* London , 1772.

Armsrong. Abhandlung über die gewöhnlichen kinderkrankheiten, übersetzt von Schæffer. Regensburg, 1786, im kapitel von keichhusten. (Traité des maladies ordinaires aux enfans, traduit par Schæffer. Ratisbonne , 1786 , chap. de la coqueluche.)

LAKAREN. *Och naturforschkaren*, 9 band. Stockholm, 1788.

BERGIUS. *Materia medica ex regno veget. tom. I.* Stockholm, 1778.

LENTIN. *Memorabilia circa aerem, vitæ genus, sanit. et morbos Clausthaliens. Anni* 1774—77. Göttingue, 1779.

RUHLING. Physikalische, medicinische, ökonom beobachtung der stadt Nordheim. Göttingue, 1779. (Observations physiques, médicales et économiques de la ville de Nordheim).

Wichmann MEYER. *Dissert. de eximio ipecac. nec non aliorum quorumdam emet. refract. dos. exhibit. usu.* Gottingue, 1779.

MUDGE. Abhandhung vom catarrhalischen husten, ausdem engl. übersetzt. Leipzig, 1780. (Traité de la toux catarrhale, traduit de l'anglais).

Von STÖRK medic. pract. unterricht für feld und land wundarzte der osterrischischen staaten. Wien, 1776.(Instructions de médecine pratique de Stork pour les chirurgiens d'armée et des campagnes des états autrichiens. Vienne, 1776).

RANOE. *Acta regiæ societ. medic. Hauniensis. V. I. Hauniæ*, 1783.

UNDERWOOD. *Treatise on the dieases of children*, etc. London, 1784.

HAYES. *A serious address on the dangerous consequences of neglecting common cougs and colds*, etc.

HARRIS. *De morbis* acutis infantum. London, 1689.

BURNET. *Thesaurus med.*, lib. XVIII, *sect. XX.*

CULLEN. *Synopsis nosolog.* ordo III, *genus* 53.

BAUMER. *Acta philosoph. med. soc. scient. principal. Hassiœ. vol I. Giesœ*, 1771.

THILENIUS. *Med. chir.* bemerkungen. Francfort, 1789. (Remarques de médecine et de chirurgie.)

BALLON. *Epidem. et ephem.* liv. II.

WEDEL. *Exercitat. semeiotico patholog.* c. XXIX.

LEMNIUS. *L. IV. De occultis natur. miraculis. Coloniœ*, 1573.

ALLON. *Synopsis*, etc.

JAUCOURT. *Encyclopédie ou dictionnaire raisonné des sciences*, tom. IX.

BROUZET. *Essai sur l'éducation médicinale des enfans et sur leurs maladies.* Paris, 1754.

SCHERF. Uebersetzung von Butters schrift. Stendal, 1782. (traduct. des écrits de Butter)

HENKE. Handbuch zur erkenntniss und heilung der kinderkrankheiten, 1809. (Manuel pour la connaissance et le traitement des maladies de l'enfance).

DANZ. Versuch einer allgemeinen geschichte des keichhustens, 1802. (Essai sur l'histoire générale de la coqueluche.)

Von HOVEN handbuch der practischen heilkunde, 2 band, 18 capitel. 1805. (Manuel d'Hoven sur la médecine pratique. 2 vol. 18.ᵉ chap. en 1805.)

JOH. Heinr. Ebers. die herrschenden krankheiten während der ersten vier monate des jahrs, 1811 ; mit ganz vorzüglicher rücksicht auf die entzündlichen krankheiten der respirations organe. In Marcus ephemeriden der heilkunde. band V. S. 2. S. 81. (Maladies qui ont régné pendant les quatre premiers mois de l'année 1811, avec des considérations toutes particulières sur les maladies inflammatoires des organes de la respiration. Dans les éphémérides médic. de Marcus, vol. 5, S. 2, pag. 81.)

FEILER. *Pædiatrik* oder anleitung zur erkenntniss und heilung der kinder krankheiten, 1814. (Pédiatrie, ou introduction à la connaissance et au traitement des maladies des enfans, 1814.

HINZE. Ueber den keichhusten und dessen behandlung, in Hufeland journal der pract. heilkunde, 9 stück, 1815. (Sur la coqueluche et son traitement, dans le journal d'Hufeland, etc. 9.ᵉ part. 1815).

Lœbenstein LŒBEL. Ueber die *angina membranacea*, den keichhusten und das Millars'sche asthma. (Sur l'angine membraneuse, sur la coqueluche et sur l'asthme de Millar).

Carl BADHAM's versuch über die *bronchitis* oder die entzündung der luftröhrenäste, uebersetzt von Dʳ Kraus, mit anmerkungen und einer vorrede, herausgegeben, von J. A. Albers. Bremen, 1815. (Essai sur la bronchite, ou inflammation des bronches, de Charles Badham, traduit par le Dʳ Kraus, avec des remarques et une préface, publié par J. A. Albers. Brême, 1815.

RÉGLES DE PRATIQUE

Par le D.ʳ C. W. Consbruch.

1.º L'art du médecin consiste à gagner et à conserver la confiance de ses malades ; il dépend moins des ses connaissances, de son érudition, que d'un certain tact, d'un *savoir faire*, qui se signale par une éducation libérale, par un esprit philosophique, par la connaissance du cœur humain, par certains procédés remarquables ; tantôt par une sage condescendance, tantôt par une inflexible fermeté ; prenant par fois plus à cœur l'intérêt de ses malades, et redoublant de soins ; d'autre fois ayant l'air de les négliger et d'en être peu jaloux.

Cet art s'acquiert difficilement, surtout à un certain âge ; il se fonde sur des qualités et des talens, en partie innés, et en partie acquis dans la jeunesse et perfectionnés dans l'âge mûr, qui doivent être accommodés aux circonstances et modifiés sous certains rapports.

2.º En général, les jeunes médecins, dans leur pratique, ou sont trop timides et hésitent trop, ou sont trop hardis et agissent trop précipitamment. Ils nuisent également de l'une et de l'autre manière. Plus une maladie est aiguë et dangereuse, plus il faut agir promptement et fortement contre elle. Mais, au contraire, plus elle est chronique et légère de sa nature, plus sa cause est ancienne, plus on doit être lent et circonspect dans sa médication, mais aussi plus on doit être constant et persévérant dans l'emploi des moyens curatifs.

3.º **Les jeunes** médecins doivent être très réservés dans leur pronostic, parce que de là dépend souvent leur réputation, la confiance qu'on a en eux. Mais s'il faut s'expliquer dans quelques circonstances, il ne faut jamais établir son pronostic que sur des fondemens solides; et s'il n'en existe pas, il faut toujours s'exprimer de manière à ne pas se trouver embarrassé par suite des événemens.

4.º Dans tous les cas importans et douteux, on se garde bien de faire usage, dès le principe, des moyens forts et héroïques qui ont une action déterminée; mais on se borne à des moyens simples et innocens, qui peuvent apaiser les accidens les plus généraux et les plus remarquables, jusqu'à ce qu'on ait reconnu l'essence et le caractère de la maladie. On est surtout attentif à ne pas nuire, si l'on ne peut pas être utile.

5.º On ne tient pas trop fortement à une idée, à une méthode curative, parce qu'on l'a vu réussir dans plusieurs cas. Ces hypothèses, ces moyens favoris, auxquels on renonce si difficilement, occasionnent souvent des erreurs très dangereuses. On ne se laisse aveugler ni par les préjugés, ni par les considérations, parce qu'on sait par l'histoire de notre art que les plus grands hommes peuvent se tromper. Un doute philosophique, des connaissances solides sont les plus sûrs guides du jeune médecin au milieu des écueils où il est si facile d'échouer. Jamais cette règle ne fut aussi nécessaire ni aussi recommandable que de nos jours, où la fureur des systèmes égare même souvent les médecins les plus vigilans, soit dans la théorie, soit dans la pratique, et ôte ainsi toute considération et tout

mérite

mérite à notre art, ou du moins le rend suspect aux yeux du public.

6.° On ne se laisse point détourner d'un plan de cure et des moyens qu'on a reconnus utiles d'après une mûre délibération, surtout dans des cas sérieux et pressans. Si le malade s'y refuse, on cherche à le persuader et à gagner sa confiance par ses discours. Mais s'il persiste dans son refus, alors il vaut mieux lui refuser ses soins et l'abandonner, que d'oublier son devoir par une condescendance déplacée, ou trahir sa conscience en lui faisant du mal.

7.° Si on consulte avec d'autres médecins, on ne tient jamais à son opinion par passion; mais aussi on ne défère jamais par considération. On ne soutient rien sans raison, et on n'adopte aucune opinion sans fondement. On est modeste, et on ne se laisse jamais séduire par aucune vue basse et abjecte; car rien ne déshonore plus la dignité et le caractère du médecin, que de se pousser, de s'introduire au lit d'un malade, par des intrigues secrètes ou publiques.

8.° S'il faut donner promptement du secours, on ne prescrit point les médicamens qui demandent une longue préparation, par la décoction, le mélange, la forme de pilules, etc.; mais on choisit en général, parmi les moyens les plus efficaces, le plus simple, parçe qu'alors on peut juger et déterminer plus sûrement son action, et épargner au malade des dépenses inutiles.

9.° Rien n'augmente et ne rectifie plus les connaissances et l'expérience d'un jeune médecin, que de tenir un journal bien exact de ses malades, de le comparer avec les observations et les expériences des autres médecins, qu'il recueille par la lecture ou par tradition orale. Un

tel journal le met dans le cas d'étudier parfaitement les maladies épidémiques et endémiques,
les localités et les propriétés de son pays et de
sa sphère d'activité, et de devenir par là singulièrement utile au public, en rendant sa pratique
plus sûre et plus facile.

10.° On ne doit rejeter ou mépriser aucun
moyen dont le malade éprouve un vrai soulagement, quoique son emploi soit lié à un danger
évident. Parmi les remèdes appelés domestiques,
il s'en trouve quelquefois de très efficaces, et il
n'est point déshonorant pour le médecin, qu'il
puisse accroître sa science, dans plusieurs cas,
par celle des gens du monde.

11.° On n'opère pas, aisément et sans de
fortes raisons, des changemens considérables
dans le régime et dans les vieilles habitudes des
personnes âgées, quand même ils ne seraient pas
conformes aux vrais principes de la diététique.
La réaction vitale devient toujours de plus en
plus faible avec l'âge, et le corps s'habitue tellement à certains stimulus, à certaines évacuations
et à certains désordres, qu'ils ne peuvent pas
être supprimés subitement sans inconvénient et
sans troubler la santé, passable jusqu'alors.

12.° En général, il faut premièrement considérer la nature individuelle du malade, son
idiosyncrase, ce qui lui convient ou ne lui
convient pas, et les effets qu'ont produits sur lui
les moyens employés. Secondement, le médecin
doit diriger ses vues sur la constitution générale,
épidémique et annuelle. De ces deux sources
naissent les moyens généraux les plus importans
pour déterminer la nature et le traitement des
maladies.

13.° On doit être circonspect dans l'usage

des émétiques et des purgatifs, et ne pas se laisser tromper par de faux signes d'impuretés, de saburres gastriques. Car souvent ces moyens, ou la méthode dite antigastrique en est la première cause, ou du moins les y détermine et les y augmente.

14.° Cependant si un vomitif est indiqué instamment, et que la cure dépende principalement de son effet, alors il faut que le moyen donné ne manque pas son but. Pour cela, il faut : 1.° Qu'il soit bon, vrai et efficace ; 2.° Qu'on ne donne pas auparavant un purgatif; 3.° Que le vomitif lui-même n'agisse pas facilement sur les selles, (l'ipécacuanha fait cela plus rarement que le tartre stibié, et les deux réunis le font encore moins); 4.° Qu'on le donne à la dose convenable (mélange d'un gros à un gros et demi d'ipécacuanha avec un ou deux grains de tartre stibié, une demi-once de miel scillitique, et deux onces d'eau, dont on fait prendre tous les quarts d'heure une cuillerée, jusqu'au vomissement, est un vomitif sûr) * ; 5.° Qu'on lève les empêchemens, s'il en existe, comme par exemple, l'insensibilité et la paralysie des nerfs, les spasmes, etc.

15.° Si l'on doute de la nécessité d'une évacuation, il faut ou y renoncer tout-à-fait, attendu qu'il y a dans ce cas moins d'inconvénient à l'omettre, même quand elle est indiquée, que de la pratiquer, lorsqu'elle ne l'est pas; ou ne

---

* On remarquera ici, comme nous l'avons déjà fait ailleurs, que pour obtenir le même effet d'un médicament dans différens pays, il faut l'employer à des doses différentes. En France, par exemple, on fait très bien vomir avec dix-huit grains d'ipécacuanha et même avec moins, surtout si on y ajoute un ou deux grains de tartre stibié ou même un demi-grain.

faire que de très petites évacuations par des lavemens adoucissans, par de petites saignées, etc., d'où l'on obtient souvent beaucoup plus de lumières.

16.° Dans les cas où la saignée est indiquée en même temps que d'autres évacuations, il faut toujours faire précéder la saignée. Mais il faut être en garde contre les fausses indications de la saignée dans la turgescence des impuretés des premières voies, qui peuvent souvent être très trompeuses.

17.° Si la saignée est très importante, il faut que le médecin soit présent pour déterminer, d'après l'état du pouls, suivant que le malade se trouve, et d'après d'autres circonstances, la quantité de sang qu'il convient de tirer. Il est extrêmement rare qu'on ose s'en rapporter ici uniquement au chirurgien.

18.° On ne se met pas en peine des symptômes individuels, à moins qu'ils ne menacent la vie ; mais on cherche toujours à reconnaître la première source d'où naissent les accidens. Si celle-là est détruite, les accidens se dissipent ordinairement d'eux-mêmes.

19.° Les exanthêmes aigus, de quelque espèce qu'ils soient, ne peuvent jamais être un prétexte de négliger les indications que présente la fièvre, quoique la nature de l'éruption donne aussi souvent d'importantes indications.

20.° On ne s'en rapporte pas uniquement à la déclaration verbale d'un malade pour déterminer le siége du mal, mais on lui fait porter la main sur la place douloureuse, et l'on explore toutes les parties du corps, autant qu'il est nécessaire. Ainsi le médecin ne doit être retenu par aucune délicatesse intempestive, par aucune

fausse honte, comme cela arrive souvent à l'é-
gard de certaines personnes, surtout du sexe,
beaucoup moins encore par une déférence cou-
pable. Il faut néanmoins que cette investigation
se fasse avec tout le sérieux et la décence possible, pour ne pas blesser les mœurs et la mo-
destie.

21.° Si le malade est un enfant à la mamelle;
s'il ne se trouve pas mieux de l'emploi de bons
moyens, et que la maladie ne provienne pas des
dents ou de toute autre cause évidente, sinon de
la nutrition, alors la cause en est vraisemblablement dans le lait de la mère ou de la nourrice,
quoiqu'on ne puisse pas la découvrir. On insiste,
dans ce cas, sur le changement de lait ou sur la
nécessité de sevrer l'enfant.

22.° On ne néglige jamais de voir et d'examiner les évacuations de ses malades, parce que
leurs qualités répandent souvent une très grande
lumière sur la nature de la maladie. Il ne suffit
pas de savoir combien il y en a eu, il faut encore
connaître ce qu'elles sont.

23.° Il importe aujourd'hui, sous plus d'un
rapport, de recommander aux médecins com-
mençans la plus stricte économie dans la pres-
cription des remèdes ; car la plupart des médicamens exotiques sont montés à un tel prix dans
ces derniers temps (1808), et la méthode inci-
tante et hypersthénique , de mode aujourd'hui,
exigeant dans presque toutes les maladies, des
sommes si considérables, qu'elles deviendroient
très à charge et même vexatoires pour la classe
des gens non fortunés , ce qui les dégoûteroit et
les détourneroit de recourir aux soins des médecins.

Nous pouvons, avec nos moyens indigènes,

suffire parfaitement dans la plupart des cas,
et même nous abstenir de cette consommation
monstrueuse de vin, qui produit en général beaucoup plus de mal que de bien. L'idée d'asthénie,
si généralement régnante parmi les médecins,
et la méthode de traiter les maladies d'après ce
principe, sont souvent la cause qu'elles prennent
ce caractère dominant de faiblesse. Celui qui
considère sans prévention et d'un œil éclairé
les forces et la marche de l'organisme, dans
l'état sain et dans l'état malade, apprendra à fuir
et à mépriser les dangereuses erreurs de nos systèmes, et les vaines prétentions de beaucoup de
médecins ; il atteindra heureusement son but avec
peu de moyens simples, dans la plupart des cas
où la guérison est possible.

*Non fuit tam inimica natura, ut cùm omni-
bus aliis animalibus facilem actum vitæ daret,
homo solus non posset sine tot artibus vivere.*

SÉNÈQUE.

APHORISMES.

—

1.º *Natura optima morborum medicatrix.*

2.º *Plus mali à medico quam à morbo est,
si vel imperitiâ vel audaciâ peccet.*

3.º *Medicamentis uti, nisi in vehementibus
malis, supervacaneum est.*

4.º *Paucis utatur medicus remediis, iisque
selectis.*

5.º *Qui potest mederi simplicibus, dolosè et
frustrà quærit composita.*

6.º *Qui miscet contraria, ægrum, pharma-
copœum et seipsum pessundat.*

7.º *Qui longas remediorum formulas prescribit, aut dolo aut ignorantiâ peccat.*

8.º *Tituli remedia, pixides venena sœpè habent.*

9.º *Medicamentum curat speciem, rarò genus morbi.*

10.º *Consuetudo debilitat medicamentum, sœpè mutatum arguit ignorantiam.*

11.º *Contraria contrariis curantur, morbi morbis curantur.*

12.º *Dolorem sedare, quid divinum est.*

13.º *Evacuationes binœ vix persistunt.*

14.º *Quos ratio non curavit, sœpè temeritas curavit.*

15.º *Felix ille pulvis qui venit tempore criseos.*

16.º *Prudentis est medici, eum qui servari nequit, non attingere, ne fortè videatur occidisse quem ipsius sors interimit.*

FIN.

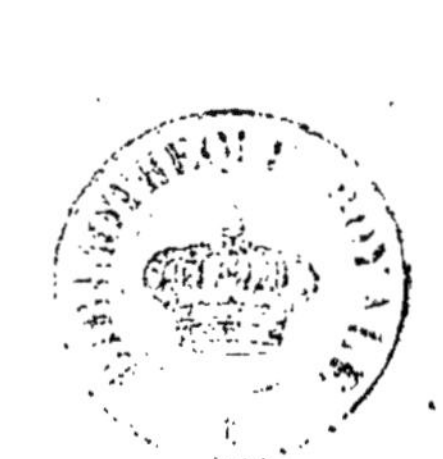

www.ingramcontent.com/pod-product-compliance
Ingram Content Group UK Ltd.
Pitfield, Milton Keynes, MK11 3LW, UK
UKHW020200130726
13696UKWH00002B/617